内分泌機能検査実施マニュアル

改訂第3版

編集

成瀬　光栄

平田結喜緒

肥塚　直美

編集協力

田辺　晶代

福田いずみ

方波見卓行

立木　美香

診断と治療社

推薦のことば

　内分泌疾患では，身体所見や一般検査所見などから疑って，血液や尿中ホルモンの基礎値の測定を行い，必要に応じて機能検査を組み合わせて内分泌機能を評価し，診断を行う．近年，ホルモン測定法の進歩でホルモンが精度よく高感度に測定できるようになり，必要のなくなった検査もある．機能検査を行う際にはホルモン分泌調節機構を理解したうえで，検査の適応を考え，何のための検査か，検査の原理は何か，さらには副作用についても十分説明して行うことが重要である．

　本書『内分泌機能検査実施マニュアル』は，まず総論として，内分泌機能評価の基礎知識，検体の取り扱いや予想外の結果が出た際の対応などを解説した後，主要症候をみた際にどのように検査をすすめるかが解説されている．そして各疾患については，はじめに診断基準・アルゴリズムが提示されて，行われる機能検査について目的，原理，事前の処置，準備，実施方法，判定基準，副作用および注意点などを具体的にわかりやすく記載されている．

　本書は 2011 年に改訂第 2 版が刊行されたが，2019 年に最近の知見を取り入れ，update した機能検査マニュアルとして改訂第 3 版が刊行されることとなった．

　本書は内分泌疾患を診断していく際にどう検査を行っていくかの実践的マニュアルであり，また内分泌機能検査の意義を理解する書として，若い先生方のみならず，臨床経験を多く経験されている専門医の先生方にとっても内分泌診療に有用な書であると確信し，推薦する次第である．

2019 年 4 月

東京女子医科大学　理事・名誉教授
肥塚直美

改訂第3版発刊にあたって

　内分泌臓器および産生・分泌されるホルモンの種類は多く，その異常である内分泌疾患も多岐にわたる．適切な診断と治療の遅れは循環，糖・脂質，電解質，骨などの慢性的な代謝異常とそれに伴う標的臓器障害を招来するのみならず，患者生命にかかわる深刻なアウトカムをもたらす可能性がある．内分泌疾患の診療水準向上には，多数例の診療経験のみならず十分な最新の知識が必須である．このような実地臨床の視点に立って企画・刊行されたのが診断と治療社の「内分泌シリーズ」である．これまで，『内分泌代謝専門医ガイドブック』『原発性アルドステロン症診療マニュアル』『褐色細胞腫診療マニュアル』『もっとわかりやすい原発性アルドステロン症診療マニュアル』『クッシング症候群診療マニュアル』『甲状腺疾患診療マニュアル』『内分泌性高血圧診療マニュアル』『下垂体疾患診療マニュアル』など合計17の企画が発行されてきており，この『内分泌機能検査実施マニュアル』もその一つである．

　内分泌疾患の機能異常の評価には内分泌機能検査が必須である．ホルモンの基礎値の測定のみでは機能亢進や機能低下を正確に評価することは困難で，各種の刺激試験，抑制試験が必要であるが，ホルモンの種類は多く，疾患ごとに必要な検査の種類も多種多様である．また，診療ガイドラインの整備に伴い，実施が推奨されるようになった検査がある一方，時代とともに実施されなくなった検査もある．さらに，検査の実施法や結果の判定方法が不統一な場合も見受けられる．『内分泌機能検査実施マニュアル』は，内分泌系の系統別，疾患別に検査の目的，準備，実施方法，結果の評価，副作用と対処法，解説をコンパクトにまとめた実践的なマニュアルである．2009年12月に発刊され，2011年に全体的なフォーマットの統一，検査結果の判定基準の記載・表現方法の統一を主とする改訂を行った．しかし，改訂第2版発刊後8年を経たことから，全面的な内容のアップデート，新規項目の追加（唾液コルチゾール，下錐体静脈洞サンプリングなど）を主とする改訂第3版を発行することとなった．1980年代に臨床現場で系統的かつ広範に実施されるようになった内分泌機能検査の最新かつ標準的な実施・判定マニュアルとして，内分泌疾患の診断に役立つことを期待している．紙面を借りて，今回の改訂に際してご無理をお願いした執筆者の先生方，ご助言頂いたMayo ClinicのWilliam F. Young Jr.先生に改めて深く御礼申し上げる次第である．

2019年4月

国立病院機構京都医療センター

臨床研究センター　客員研究員

成瀬光栄

改訂第 3 版序文

　過去の臨床内分泌学では微量な血中ホルモンを測定することが困難なため，種々の負荷試験を行うことによってホルモン分泌の変化を生体の反応性(たとえば尿量，血圧，電解質など)で評価し，判定していた．そのため被検者には肉体的に大きな負担をかけることになり，また検者も煩雑で時間のかかる検体採取や測定に忙殺されていた．さらに内分泌検査の方法は複雑で，検査の精度や再現性も低いものが多かった．

　このような古典的な内分泌検査に対して画期的な突破口になったのは，1960 年代に Berson と Yalow により開発された RIA の登場である．RIA や non RIA の導入によりホルモン測定の感度，特異性は向上し，加えて測定法が自動化されて迅速にホルモンデータが臨床の現場に戻され，内分泌疾患の診断精度が格段に向上した．しかし測定法が多様化し，各測定系で異なる標準品や抗体を用いるため測定値の変動があり，判定には注意を要する．最近の診療ガイドラインでは診断基準や治療判定などにホルモンの測定値が示されることも多くなり，標準品の統一化や測定系間の互換性，精度管理などが今後の重要課題である．

　最近では古典的な内分泌負荷試験の多くはもはや用いられなくなっている．しかしホルモンの基礎値だけで全ての内分泌疾患が診断できるというわけではない．生体内のホルモン分泌調節はネガティブフィードバック機構を代表として巧妙に制御されている．内分泌疾患でのホルモン分泌制御の異常は，これらの調節機構を利用した負荷試験によって正確にホルモンの自律性の有無や分泌予備能の評価，障害部位の判定などが可能となる．最近ではホルモン異常があっても，臨床症状を伴わない subclinical (silent)の内分泌疾患や新たな遺伝子変異による内分泌疾患など，新たな疾患概念が次々と解明されている．したがって内分泌機能検査はその病態生理をより正確に把握するうえで重要といえる．

　今回の改訂では有用な内分泌機能検査を取り上げ，まず内分泌検査法の基礎知識，測定と判定に関する注意点，臓器および疾患別に診断基準・アルゴリズムから各検査の目的，準備，方法，結果の判定，副作用と対処といった順でコンパクトに解説している．本書は診療の第一線で活躍しておられる一般医師，研修医，専攻医，内分泌代謝科専門医の方たちに役立つ実践的な検査実施マニュアルといえる．

2019 年 4 月

兵庫県予防医学協会健康ライフプラザ　参与
東京医科歯科大学　名誉教授
平田結喜緒

CONTENTS

推薦のことば .... 肥塚直美　*iii*
改訂第 3 版発刊にあたって .... 成瀬光栄　*iv*
改訂第 3 版序文 .... 平田結喜緒　*v*
執筆者一覧 .... *x*
試験名の表記について .... *xii*
略語一覧（頻出するホルモン名を中心に） .... *xiii*
使用薬剤一覧 .... *xiv*

I 総論編

1　内分泌機能評価の基礎知識 .... 立木美香 他　2
2　ホルモンの測定方法 .... 小田桐恵美　3
3　一般的な検査の準備 .... 田辺晶代　4
4　検査の危険性・注意点 .... 平田結喜緒　6
5　検体の取り扱い注意点 .... 福田いずみ　8
6　判定の注意点：予想外の結果が得られたら何を考えるか ... 立木美香 他　9
7　内分泌機能検査の判定基準一覧 .... 立木美香　10

II 各論編

第 1 章　主要症候からの機能検査

1　高血圧 .... 立木美香 他　14
2　低ナトリウム血症 .... 今城俊浩　15
3　低カリウム血症 .... 立木美香 他　16
4　高カルシウム血症 .... 平田結喜緒　17
5　浮　腫 .... 平田結喜緒　18
6　多　尿 .... 山口実菜 他　19
7　肥　満 .... 大和田里奈 他　20
8　食欲不振 .... 大和田里奈 他　21
9　体重減少 .... 大和田里奈 他　22
10　低血糖 .... 福田いずみ　23
11　脱　毛 .... 磯崎　収　24
12　無月経 .... 髙木耕一郎 他　25

第 2 章　視床下部・下垂体疾患

A　先端巨大症

1　診断基準・アルゴリズム .... 肥塚直美　26
2　75g 経口ブドウ糖負荷試験 .... 橋本真紀子　27
3　ブロモクリプチン試験 .... 橋本真紀子　28
4　オクトレオチド試験 .... 橋本真紀子　29
5　TRH 試験 .... 橋本真紀子　30
6　LHRH 試験 .... 橋本真紀子　31
7　CRH 試験 .... 橋本真紀子　32

vi

B　プロラクチノーマ

1　診断基準・アルゴリズム ⋯⋯⋯⋯⋯⋯⋯⋯⋯⋯⋯⋯⋯⋯⋯⋯⋯土井　賢 他　33
2　TRH 試験 ⋯⋯⋯⋯⋯⋯⋯⋯⋯⋯⋯⋯⋯⋯⋯⋯⋯⋯⋯⋯⋯⋯⋯⋯土井　賢 他　34
3　ブロモクリプチン試験 ⋯⋯⋯⋯⋯⋯⋯⋯⋯⋯⋯⋯⋯⋯⋯⋯⋯⋯⋯土井　賢 他　35

C　クッシング病（異所性 ACTH 症候群を含む）

1　診断基準・アルゴリズム ⋯⋯⋯⋯⋯⋯⋯⋯⋯⋯⋯⋯⋯⋯⋯⋯平田結喜緒　36
2　デキサメタゾン抑制試験 ⋯⋯⋯⋯⋯⋯⋯⋯⋯⋯⋯⋯⋯⋯⋯⋯⋯高橋　裕　38
3　CRH 試験 ⋯⋯⋯⋯⋯⋯⋯⋯⋯⋯⋯⋯⋯⋯⋯⋯⋯⋯⋯⋯⋯⋯⋯高橋　裕　39
4　DDAVP 試験 ⋯⋯⋯⋯⋯⋯⋯⋯⋯⋯⋯⋯⋯⋯⋯⋯⋯⋯⋯⋯⋯⋯高橋　裕　40
5　日内変動 ⋯⋯⋯⋯⋯⋯⋯⋯⋯⋯⋯⋯⋯⋯⋯⋯⋯⋯⋯⋯⋯⋯⋯土井　賢　41
6　唾液コルチゾール ⋯⋯⋯⋯⋯⋯⋯⋯⋯⋯⋯⋯⋯⋯⋯⋯⋯⋯⋯土井　賢　42
7　下錐体静脈洞サンプリング ⋯⋯⋯⋯⋯⋯⋯⋯⋯⋯⋯⋯⋯⋯⋯山田正三　43

D　サブクリニカルクッシング病

1　診断基準・アルゴリズム ⋯⋯⋯⋯⋯⋯⋯⋯⋯⋯⋯⋯⋯⋯⋯蔭山和則 他　44
2　デキサメタゾン抑制試験 ⋯⋯⋯⋯⋯⋯⋯⋯⋯⋯⋯⋯⋯⋯⋯蔭山和則 他　45

E　TSH 産生腫瘍

1　診断基準・アルゴリズム ⋯⋯⋯⋯⋯⋯⋯⋯⋯⋯⋯⋯⋯⋯⋯⋯田上哲也　46
2　TRH 試験 ⋯⋯⋯⋯⋯⋯⋯⋯⋯⋯⋯⋯⋯⋯⋯⋯⋯⋯⋯⋯⋯⋯⋯田上哲也　47

F　下垂体前葉機能低下症

1　診断基準・アルゴリズム ⋯⋯⋯⋯⋯⋯⋯⋯⋯⋯⋯⋯⋯⋯⋯福田いずみ　48
2　CRH 試験 ⋯⋯⋯⋯⋯⋯⋯⋯⋯⋯⋯⋯⋯⋯⋯⋯⋯⋯⋯⋯⋯⋯⋯田中　聡　49
3　GHRP-2 試験 ⋯⋯⋯⋯⋯⋯⋯⋯⋯⋯⋯⋯⋯⋯⋯⋯⋯⋯⋯⋯福田いずみ　50
4　アルギニン試験 ⋯⋯⋯⋯⋯⋯⋯⋯⋯⋯⋯⋯⋯⋯⋯⋯⋯⋯福田いずみ　51
5　インスリン低血糖試験 ⋯⋯⋯⋯⋯⋯⋯⋯⋯⋯⋯⋯⋯⋯⋯福田いずみ　52
6　GHRH 試験 ⋯⋯⋯⋯⋯⋯⋯⋯⋯⋯⋯⋯⋯⋯⋯⋯⋯⋯⋯⋯福田いずみ　54
7　LHRH 試験 ⋯⋯⋯⋯⋯⋯⋯⋯⋯⋯⋯⋯⋯⋯⋯⋯⋯⋯⋯⋯⋯⋯田中　聡　55
8　TRH 試験 ⋯⋯⋯⋯⋯⋯⋯⋯⋯⋯⋯⋯⋯⋯⋯⋯⋯⋯⋯⋯⋯⋯⋯田中　聡　56
9　三者負荷試験 ⋯⋯⋯⋯⋯⋯⋯⋯⋯⋯⋯⋯⋯⋯⋯⋯⋯⋯⋯⋯⋯田中　聡　57

G　特発性低ゴナドトロピン性性腺機能低下症

連続 LHRH 刺激試験 ⋯⋯⋯⋯⋯⋯⋯⋯⋯⋯⋯⋯⋯⋯⋯⋯⋯⋯⋯臼井　健　58

H　尿崩症（中枢性）

1　診断基準・アルゴリズム ⋯⋯⋯⋯⋯⋯⋯⋯⋯⋯⋯⋯⋯⋯⋯⋯有馬　寛　59
2　水制限試験 ⋯⋯⋯⋯⋯⋯⋯⋯⋯⋯⋯⋯⋯⋯⋯⋯⋯⋯⋯⋯⋯石川三衛　60
3　高張食塩水負荷試験および DDAVP 試験 ⋯⋯⋯⋯⋯⋯⋯⋯有馬　寛　61

第3章　甲状腺疾患

A　甲状腺ホルモン不応症

1　診断基準・アルゴリズム ⋯⋯⋯⋯⋯⋯⋯⋯⋯⋯⋯⋯⋯⋯⋯⋯田上哲也　62
2　T_3 試験 ⋯⋯⋯⋯⋯⋯⋯⋯⋯⋯⋯⋯⋯⋯⋯⋯⋯⋯⋯⋯⋯⋯⋯田上哲也　63
3　TRH 試験 ⋯⋯⋯⋯⋯⋯⋯⋯⋯⋯⋯⋯⋯⋯⋯⋯⋯⋯⋯⋯⋯⋯吉原　愛 他　64

B 甲状腺髄様癌
カルシウム刺激試験 —————————————————————————————— 今井常夫　*65*

第4章　副甲状腺および関連疾患
偽性副甲状腺機能低下症
Ellsworth-Howard 試験 ——————————————————————————— 岡﨑恭子 他　*66*

第5章　副腎および関連疾患
A クッシング症候群
1　診断基準・アルゴリズム ———————————————————————— 田辺晶代　*67*
2　デキサメタゾン抑制試験 ————————————————————————— 立木美香 他　*68*
3　CRH 試験 ———————————————————————————————————— 立木美香 他　*69*
4　日内変動 ——————————————————————————————————————— 田辺晶代　*70*

B サブクリニカルクッシング症候群
1　診断基準・アルゴリズム ———————————————————————— 明比祐子 他　*71*
2　デキサメタゾン抑制試験 ————————————————————————— 方波見卓行 他　*72*

C BMAH（PMAH）
1　診断基準・アルゴリズム ————————————————————————————— 沖　隆　*73*
2　食事負荷試験 ———————————————————————————————————— 沖　隆　*74*
3　LHRH 試験 ———————————————————————————————————— 鈴木佐和子 他　*75*
4　バゾプレシン試験 ——————————————————————————————— 鈴木佐和子 他　*76*

D 原発性アルドステロン症
1　診断基準・アルゴリズム ———————————————————————— 立木美香 他　*77*
2　カプトプリル試験 —————————————————————————————— 成瀬光栄 他　*79*
3　生理食塩水負荷試験 ———————————————————————————— 髙橋克敏　*80*
4　フロセミド立位試験 ————————————————————————————— 難波多挙 他　*81*
5　経口食塩負荷試験 —————————————————————————————— 柴田洋孝　*82*
6　フルドロコルチゾン食塩負荷試験 ————————————————— 柴田洋孝　*83*
7　選択的副腎静脈サンプリング（ACTH 負荷）————————— 田辺晶代 他　*84*

E 褐色細胞腫
クロニジン試験 —————————————————————————————————— 方波見卓行 他　*87*

F 原発性副腎皮質機能低下症
1　迅速 ACTH 試験 ——————————————————————————————— 方波見卓行 他　*88*
2　連続 ACTH 試験 ——————————————————————————————— 方波見卓行 他　*89*

G 先天性副腎過形成
迅速 ACTH 試験 ——————————————————————————————————— 臼井　健　*90*

H 腎血管性高血圧
カプトプリル試験 —————————————————————————————————— 立木美香 他　*91*

I **Bartter 症候群，Gitelman 症候群**
サイアザイド負荷試験，フロセミド負荷試験 ……………………………… 土屋恭一郎 他　92

第6章　性腺疾患

A **多嚢胞性卵巣症候群**
GnRH（LHRH）試験 …………………………………………………………… 髙木耕一郎　93

B **性腺機能低下症（女性）**
1　クロミフェン試験 ………………………………………………………… 苛原　稔　94
2　GnRH 試験 ………………………………………………………………… 苛原　稔　95
3　hMG 試験 ………………………………………………………………… 苛原　稔　96
4　プロゲステロン負荷試験 ………………………………………………… 岩原由樹 他　97
5　エストロゲン・プロゲステロン負荷試験 ……………………………… 岩原由樹 他　98

C **性腺機能低下症（男性）**
hCG 負荷試験 ………………………………………………………………… 岡田　弘　99

第7章　消化管ホルモン産生腫瘍

A **インスリノーマ**
1　絶食試験 …………………………………………………………………… 泉山　肇 他　100
2　選択的動脈内カルシウム注入試験 ……………………………………… 泉山　肇 他　101

B **ガストリノーマ**
選択的動脈内カルシウム注入試験 ………………………………………… 泉山　肇 他　102

索　引 …………………………………………………………………………………………… 103

Commentary
・ヘパリン生理食塩水について ……………………………………………… 成瀬光栄　5
・Dynamic Endocrine Testing ……………………………… William F. Young Jr., MD, MSc　7
・負荷試験の名称について …………………………………………………… 平田結喜緒　37

とじこみ付録
内分泌機能検査の判定基準一覧 …………………………………………… 立木美香

ix

執筆者一覧

■ 編集

成瀬光栄	医仁会武田総合病院内分泌センター　センター長 国立病院機構京都医療センター臨床研究センター　客員研究員
平田結喜緒	兵庫県予防医学協会健康ライフプラザ　参与 東京医科歯科大学　名誉教授
肥塚直美	東京女子医科大学　理事・名誉教授

■ 編集協力

田辺晶代	国立国際医療研究センター病院糖尿病内分泌代謝科　医長
福田いずみ	日本医科大学付属病院糖尿病・内分泌代謝内科　准教授
方波見卓行	聖マリアンナ医科大学横浜市西部病院代謝・内分泌内科　部長
立木美香	国立病院機構京都医療センター内分泌・代謝内科　医長

■ 分担執筆者（50 音順，肩書略）

明比祐子	徳島大学先端酵素学研究所糖尿病臨床・研究開発センター
浅井志高	川崎市立多摩病院代謝・内分泌内科
有馬　寛	名古屋大学医学部糖尿病・内分泌内科
石川三衛	国際医療福祉大学病院糖尿病内分泌代謝科
泉山　肇	東京医科歯科大学医学部附属病院医療連携支援センター
磯崎　収	甲状腺のクリニック若松河田
今井常夫	国立病院機構東名古屋病院乳腺・内分泌外科
今城俊浩	今城内科クリニック
苛原　稔	徳島大学大学院医歯薬学研究部産婦人科学分野
岩原由樹	東京医科歯科大学周産・女性診療科
臼井　健	静岡県立総合病院遺伝診療科
大和田里奈	埼玉石心会病院内科
岡﨑恭子	日本鋼管福山病院内分泌甲状腺
岡田　弘	獨協医科大学埼玉医療センター
沖　隆	浜松医科大学地域家庭医療学
小田桐恵美	小田桐医院
蔭山和則	弘前大学大学院医学研究科内分泌代謝内科学講座
方波見卓行	聖マリアンナ医科大学横浜市西部病院代謝・内分泌内科
北村健一郎	山梨大学大学院総合研究部医学域内科学講座第 3 教室（第 3 内科）
久保田俊郎	東京共済病院
小金井理江子	聖マリアンナ医科大学代謝・内分泌内科
柴田洋孝	大分大学医学部内分泌代謝・膠原病・腎臓内科
鈴木佐和子	千葉大学医学部附属病院糖尿病代謝内分泌内科
鈴木（堀田）眞理	政策研究大学院大学保健管理センター

大門　眞	弘前大学大学院医学研究科内分泌代謝内科学講座
髙木耕一郎	東京女子医科大学東医療センター産婦人科
髙橋克敏	公立昭和病院代謝内科
高橋　裕	神戸大学大学院医学研究科糖尿病内分泌内科
田上哲也	国立病院機構京都医療センター内分泌・代謝内科
龍野一郎	東邦大学医療センター佐倉病院糖尿病・内分泌・代謝センター
田中　聡	済生会川口総合病院糖尿病・内分泌内科
田中　逸	聖マリアンナ医科大学代謝・内分泌内科
田辺晶代	国立国際医療研究センター病院糖尿病内分泌代謝科
立木美香	国立病院機構京都医療センター内分泌・代謝内科
土屋恭一郎	山梨大学大学院総合研究部医学域内科学講座第3教室（第3内科）
照井　健	弘前大学大学院医学研究科内分泌代謝内科学講座
土井　賢	土井内科クリニック糖尿病・内分泌内科
成瀬光栄	医仁会武田総合病院内分泌センター
難波多挙	ミシガン大学医学部生理学
橋本真紀子	国立国際医療研究センター病院糖尿病内分泌代謝科
肥塚直美	東京女子医科大学
平田結喜緒	兵庫県予防医学協会健康ライフプラザ
福田いずみ	日本医科大学付属病院糖尿病・内分泌代謝内科
村岡光恵	東京女子医科大学東医療センター産婦人科
柳瀬敏彦	福岡大学医学部内分泌・糖尿病内科
山口　徹	サニーピア医療保健協会
山口実菜	平塚共済病院内分泌代謝内科
山田正三	森山記念病院間脳下垂体センター
横手幸太郎	千葉大学医学部附属病院糖尿病代謝内分泌内科
吉原　愛	伊藤病院内科
William F. Young Jr., MD, MSc	Professor, Division of Endocrinology, Diabetes, Metabolism, Nutrition, and Internal Medicine, Mayo Clinic

試験名の表記について

本書では，内分泌機能検査の試験名を以下のように統一して表記している．

試験名の別の呼称については，表の右欄を参照されたい．

本書での試験名	別の呼称
75 g 経口ブドウ糖負荷試験	75 g 糖負荷試験，経口ブドウ糖負荷試験，75 gOGTT
CRH 試験	CRH 負荷試験，CRH 刺激試験
GHRH 試験	GHRH 負荷試験
GHRP-2 試験	GHRP-2 負荷試験
LHRH 試験，GnRH 試験	LHRH 負荷試験，LH-RH 試験，GnRH 負荷試験
T_3 試験	T_3 抑制試験
TRH 試験	TRH 負荷試験，TRH 刺激試験
アルギニン試験	アルギニン負荷試験
インスリン低血糖試験	インスリン負荷試験，ITT
オクトレオチド試験	オクトレオチド負荷試験
カプトプリル試験	カプトプリル負荷試験
クロニジン試験	クロニジン負荷試験，クロニジン抑制試験
高張食塩水負荷試験	高張食塩水試験
迅速 ACTH 試験	迅速 ACTH 負荷試験
生理食塩水負荷試験	生食負荷試験，生理食塩水試験
バゾプレシン試験	バゾプレシン負荷試験
フルドロコルチゾン食塩負荷試験	フルドロコルチゾン負荷試験
フロセミド立位試験	ラシックス立位試験，立位フロセミド試験
ブロモクリプチン試験	ブロモクリプチン負荷試験
連続 ACTH 試験	連続 ACTH 負荷試験
連続 LHRH 刺激試験	LHRH 連続負荷試験

略語一覧（頻出するホルモン名を中心に）

和文	欧文	略語
1,25- 水酸化ビタミン D	1,25-dihydroxyvitamin D	1,25（OH)$_2$D
17- ヒドロキシコルチコステロイド	17-hydroxycorticosteroid	17-OHCS
17- ケトステロイド	17-ketosteroid	17-KS
17α- ヒドロキシプロゲステロン	17α-hydroxyprogesterone	17-OHP
副腎皮質刺激ホルモン	adrenocorticotropic hormone	ACTH
抗利尿ホルモン	antidiuretic hormone	ADH
アデノシン一リン酸	adenosine monophosphate	AMP
アルギニンバゾプレシン	arginine vasopressin	AVP
C ペプチド	C-peptide reactivity	CPR
副腎皮質刺激ホルモン放出ホルモン	corticotropin-releasing hormone	CRH
デアミノ -8-D- アルギニンバゾプレシン	deamino-8-D-arginine vasopressin	DDAVP
デヒドロエピアンドロステロン	dehydroepiandrosterone	DHEA
硫酸デヒドロエピアンドロステロン	dehydroepiandrosterone sulfate	DHEAS
デオキシコルチコステロン	deoxycorticosterone	DOC
卵胞刺激ホルモン	follicle-stimulating hormone	FSH
遊離トリヨードサイロニン	free triiodothyronine	FT$_3$
遊離サイロキシン	free thyroxine	FT$_4$
成長ホルモン	growth hormone	GH
成長ホルモン放出ペプチド	growth hormone-releasing peptide	GHRP
胃抑制ポリペプチド	gastric inhibitory polypeptide	GIP
ゴナドトロピン放出ホルモン	gonadotropin-releasing hormone	GnRH
成長ホルモン放出ホルモン	growth hormone-releasing hormone	GRH
ヒト絨毛性ゴナドトロピン	human chorionic gonadotropin	hCG
インスリン様成長因子 I	insulin-like growth factor I	IGF-I
インスリン様成長因子結合蛋白	insulin-like growth factor-binding protein	IGFBP-3
免疫活性インスリン	immunoreactive insulin	IRI
黄体形成ホルモン放出ホルモン	luteinizing hormone-releasing hormone	LHRH
75 g 経口ブドウ糖負荷試験	75 g oral glucose tolerance test	75 g OGTT
血漿アルドステロン濃度	plasma aldosterone concentration	PAC
血漿レニン活性	plasma renin activity	PRA
プロラクチン	prolactin	PRL
副甲状腺ホルモン	parathyroid hormone	PTH
副甲状腺ホルモン関連ペプチド	parathyroid hormone-related peptide	PTHrP
性ホルモン結合グロブリン	sex hormone-binding globulin	SHBG
トリヨードサイロニン	triiodothyronine	T$_3$
サイロキシン	thyroxine	T$_4$
サイログロブリン	thyroglobulin	Tg
サイログロブリン抗体	thyroglobulin antibody	TgAb
甲状腺ペルオキシダーゼ	thyroid peroxidase	TPO
甲状腺ペルオキシダーゼ抗体	thyroid peroxidase antibody	TPOAb
TSH 受容体抗体	thyrotropin receptor antibody	TRAb
甲状腺刺激ホルモン放出ホルモン	thyrotropin-releasing hormone	TRH
甲状腺刺激抗体	thyroid-stimulating antibody	TSAb
甲状腺刺激ホルモン	thyroid-stimulating hormone	TSH

使用薬剤一覧

機能検査名	使用薬剤一般名	おもな商品名
75g 経口ブドウ糖負荷試験	デンプン部分加水分解物（経口糖忍容力試験用糖質液）	トレーラン®G 液 75g
CRH 試験	コルチコレリン（ヒト）	ヒト CRH 静注用 100 µg
DDAVP 試験	DDAVP 注射液（デスモプレシン酢酸塩水和物）	デスモプレシン注 4
バゾプレシン試験	バゾプレシン	ピトレシン® 注射液 20
Ellsworth-Howard 試験	テリパラチド酢酸塩	テリパラチド酢酸塩静注用 100
GHRH 試験	ソマトレリン酢酸塩	注射用 GRF 住友 100
GHRP-2 試験	プラルモレリン塩酸塩	注射用 GHRP 科研 100
hCG 負荷試験	ヒト絨毛性性腺刺激ホルモン	ゴナトロピン® 注用 5000 単位
hMG 負荷試験	hMG 製剤	
LHRH（GnRH）試験，連続 LHRH 刺激試験	ゴナドレリン酢酸塩	LH-RH 注 0.1 mg
T₃ 試験	リオチロニンナトリウム	25 mcg チロナミン® 錠
TRH 試験	プロチレリン	TRH 注 0.5 mg
	プロチレリン酒石酸塩水和物	ヒルトニン® 0.5 mg 注射液
アルギニン試験	L- アルギニン塩酸塩	アルギニン注
エストロゲン・プロゲステロン負荷試験	結合型エストロゲン	プレマリン® 錠 0.625 mg
	ノルゲストレル，エチニルエストラジオール	プラノバール® 配合錠
オクトレオチド試験	オクトレオチド酢酸塩	サンドスタチン® 皮下注用 50 µg
カプトプリル試験	カプトプリル	カプトリル® 錠 12.5 mg，25 mg
カルシウム刺激試験，選択的動脈内カルシウム注入試験	グルコン酸カルシウム水和物	カルチコール® 注射液 8.5%5 mL
ブロモクリプチン試験	ブロモクリプチンメシル酸塩	パーロデル® 錠 2.5 mg
クロニジン試験	クロニジン塩酸塩	カタプレス® 錠 75 µg，150 µg
クロミフェン試験	クロミフェンクエン酸塩	クロミフェンクエン酸塩錠 50 mg
サイアザイド負荷試験	ヒドロクロロチアジド	ヒドロクロロチアジド錠 25 mg
迅速 ACTH 試験，選択的副腎静脈サンプリング（ACTH 負荷）	テトラコサクチド酢酸塩	コートロシン® 注射用 0.25 mg
連続 ACTH 試験	テトラコサクチド酢酸塩	コートロシン®Z 筋注 0.5 mg
デキサメタゾン抑制試験	デキサメタゾン	デカドロン® 錠 0.5 mg
フルドロコルチゾン食塩負荷試験	フルドロコルチゾン酢酸エステル	フロリネフ® 錠 0.1 mg
プロゲステロン負荷試験	クロルマジノン酢酸エステル	ルトラール® 錠 2 mg
	ジドロゲステロン	デュファストン® 錠 5 mg
	メドロキシプロゲステロン酢酸エステル	ヒスロン® 錠 5
フロセミド立位試験，フロセミド負荷試験	フロセミド	ラシックス® 注 20 mg

I

総論編

1 内分泌機能評価の基礎知識

立木美香, 成瀬光栄, 田上哲也, 田辺晶代

>> 臨床医のための Point >>>

1. 内分泌機能は単一ホルモンの基礎値のみならずフィードバック調節系全体として評価する必要がある.
2. 内分泌機能検査は内分泌系の機能評価の極めて重要な手段である.
3. 刺激試験はホルモン分泌の予備能, 抑制試験はホルモンの自律性分泌を評価する.

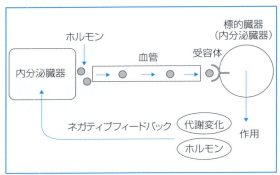

図1 内分泌系の基本的構成とフィードバック機構

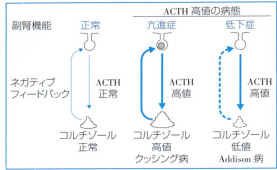

図2 内分泌機能の評価には調節系全体の評価が必須(下垂体－副腎系の例)

表1 内分泌機能検査の概要

	抑制試験	刺激試験	
対象となる病態	亢進症の疑い	低下症の疑い	亢進症の疑い
検査の目的	自律性分泌の評価	予備能の評価	奇異反応の評価
具体例	クッシング症候群におけるデキサメタゾン抑制試験	ACTH単独欠損におけるCRH試験	先端巨大症におけるTRH試験

1 はじめに

内分泌機能の評価は一つのホルモンの基礎値測定のみでは困難で, ①調節系全体として評価すること, ②機能検査を実施すること, により可能である.

2 内分泌系とフィードバック調節

ホルモンは液性の情報伝達因子であり, 内分泌臓器から血液中に分泌され, 特異的受容体を有する標的組織に到達して作用を発現する. その"作用"はホルモン産生臓器にフィードバックされ, ホルモン産生・分泌量が調節される. このフィードバックの多くはネガティブフィードバック(標的組織での作用の増加がホルモン分泌を抑制する機構)である. フィードバックされる情報としての"作用"は, 末梢組織における代謝面での変化や別のホルモンの増加である(図1).

3 内分泌機能の評価

内分泌機能は単一のホルモンの高低のみでは評価できず, 必ず調節系全体として評価する必要がある. 図2に下垂体－副腎系の例を示す. 正常では血中コルチゾールのネガティブフィードバックによりACTH分泌が調節されている. 血中ACTHが高値を示す病態には, 下垂体腫瘍からのACTHの自律性分泌によりコルチゾールが増加し副腎機能亢進を示すクッシング病, 副腎病変によりコルチゾール分泌が減少する結果, ネガティブフィードバック減弱により下垂体からのACTHが増加するAddison病がある. すなわち, 同じ高ACTH血症でも機能亢進症と機能低下症のまったく逆の病態が存在するわけで, ACTHに加えてコルチゾールを同時測定して初めて機能評価が可能となる(図2).

4 内分泌機能検査

内分泌機能評価のもう一つの重要な方法が機能検査で, 刺激試験と抑制試験がある. 前者は機能低下症におけるホルモン分泌予備能を, 後者は機能亢進症におけるホルモンの自律性分泌を評価する. このほか, 機能亢進症において正常にはみられない刺激でホルモンが増加する奇異反応を確認する検査もある(表1).

2 ホルモンの測定方法

小田桐恵美

> **≫ 臨床医のための Point ▶▶▶**
> 1. ホルモンは抗原抗体反応を応用したイムノアッセイにて測定される.
> 2. 多くのホルモン測定の標準化はなされていないため, キット間差が大きく, 使用したキットにより測定値が異なることがある.

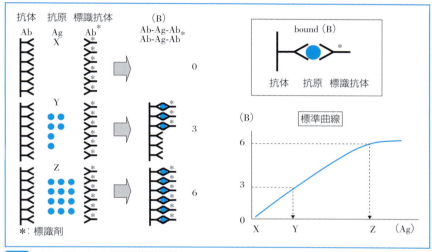

図1 イムノアッセイの原理（固相法）

1 はじめに

1958年にBersonとYalowがradioimmunoassay (RIA) を確立してインスリンの測定に応用して以来, RIAは多くのホルモンの測定に応用された. 当初, ホルモンのデータを得るには1週間程度の時間を要し, 測定キットのアイソトープの処理にも厳しい法的規制があったために限られた施設でしか測定はできなかった. しかし, この50年間に酵素法, 化学発光法, 電気化学発光法などのnon-RIの測定法が次々に開発され, 測定時間も15分程度に短縮し, 多数検体の自動測定が可能となった.

2 イムノアッセイの原理

ホルモンは抗原抗体反応を応用したイムノアッセイにより測定される. イムノアッセイには固相法と競合法がある. 図1に固相法の原理を示す. 固相法では固相化抗体とホルモン（標準品, 検体中のホルモン）を反応させ, 固相化抗体とは異なった部位を認識する標識抗体でホルモンを認識する. 標準ホルモン量を変化させることにより抗原-抗体反応物質 (bound) に差が出るために検量線（標準曲線）を組み立てることができる. 未知のホルモン量を検量線から読み取り, 測定値を算出する. 固相法はおもにペプチドホルモンの測定に応用され, 競合法はステロイドホルモンやアミンなど分子量の小さいホルモンの測定に応用されている.

3 イムノアッセイの問題点

イムノアッセイは抗原抗体反応を測定原理としているために, 抗体と反応するすべての物質をとらえている. そのため抗体の特異性を上げ, 他の物質との交差性の低い抗体を得る努力がなされてきた. 質量分析法などと異なり単一の物質を測定している保証はない.

また, 抗原抗体反応に影響を及ぼす様々な抗体がホルモン値にも影響する. このなかには, 抗ホルモン抗体, 抗ヒトマウス抗体 (HAMA), ヘテロフィル抗体などがある. 測定値が異常高値や異常低値を示し, 臨床像と一致しないので検討が必要となる.

イムノアッセイの最も大きい問題点は, 多くのホルモンの標準化が遅れていることである. このため用いたキットにより測定値が異なり, 施設間で値の共有化ができないことが問題になっている. イムノアッセイの標準化には標準品, 抗体, 測定系などの標準化が必要である. しかし, ほとんどのホルモンでキット間に共通する標準物質は定まっておらず, トレーサビリティも不確かなことが多い.

最近いくつかのホルモンの測定の標準化への検討が日本臨床検査標準協議会 (JCCLS) と産業技術総合研究所計量標準総合センター (NMIJ) の共同事業で開始され, 標準品候補も検討されており, 今後の応用が待たれる.

3 一般的な検査の準備

田辺晶代

> **臨床医のための Point**
> 1. 測定項目ごとに採血管，測定までの検体保存法，採血条件を確認する．
> 2. 検査施行前に適応をよく検討する．
> 3. 機能検査ではライン中の投与薬剤もすべて注入する．採血検体に生理食塩水を混入させない．

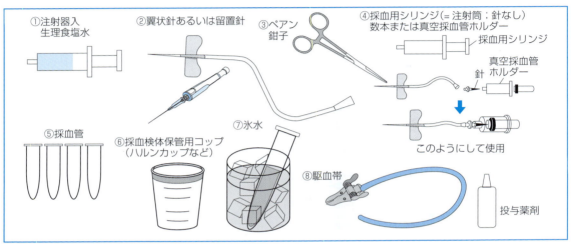

図1 機能検査に必要な物品
※①〜⑧は各検査に共通の内分泌機能検査用セット（本文参照）

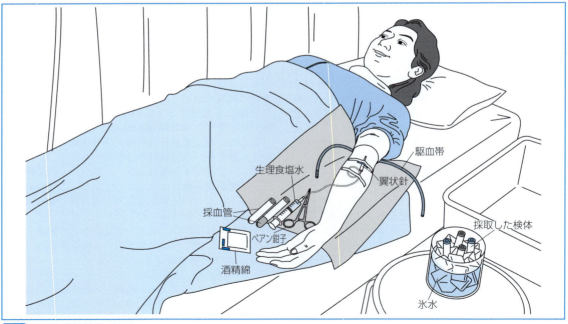

図2 内分泌機能検査の実際

1 血液検体採取時の注意

血液検体には全血，血清，血漿があり，測定項目により必要な検体が異なる．採血管（添加薬剤）や採血後測定までの検体保存法（室温，冷蔵など）が異なるため事前に確認する．

ホルモン分泌には日内変動を有するもの，脈動的分泌を示すもの，食事，薬剤，体位（立位・臥位），睡眠などの影響を受けるものがあるため，採血条件に注意する．

2 尿検体採取時の注意

24 時間蓄尿検体は微生物の混入，腐敗を避けるために冷暗所に保存する．測定用検体は蓄尿検体をよく混和した後に採取する．総尿量を記録する．カテコールアミン測定用蓄尿は 6N 塩酸 20 mL の入った容器を用いる．

3 機能検査

従来行われてきた内分泌機能検査のなかには，近年のホルモン測定技術の進歩に伴い診断的価値が低くなったもの，ホルモン負荷に伴う副反応のために危険性が高く施行すべきでないものが含まれる．適応については事前によく検討する必要がある．

4 内分泌機能検査の実際

a) 準備するもの（図 1）

内分泌機能検査用セット（①注射器入生理食塩水，②翼状針または留置針，③ペアン鉗子，④採血用シリンジまたは真空採血管ホルダー・真空採血管〈生理食塩水用，投与薬剤用，採血用に数本〉，⑤採血管，⑥採血検体保管用コップ〈ハルンカップなど〉，⑦氷水〈氷のみは不可〉，⑧駆血帯），投与薬剤．

b) 手技の実際（図 2）

i) ライン確保

①翼状針（留置針）を用いて肘正中静脈に静脈ラインを確保する．

②翼状針に生理食塩水の入ったシリンジを接続し，凝固防止のため生理食塩水を少量注入しペアン鉗子でクランプする．

③体位，運動，穿刺時の疼痛ストレスの影響を回避するため，安静臥床 30 分以上経過後に採血する．

ii) 薬剤投与前採血

④新しいシリンジにつけ換え（あるいは生理食塩水の入ったシリンジのまま），ライン中の生理食塩水を完全に抜き取る．

⑤採血用の新しいシリンジにつけ換えて採血する（この際，生理食塩水が検体に混入しないように注意する）．

iii) 薬剤投与

⑥投与する薬剤の入ったシリンジにつけ換え，ゆっくり静脈内投与した後，生理食塩水の入ったシリンジを接続し，ライン中の薬剤を残らず注入する（下垂体前葉機能試験の際は複数の投与薬剤を 1 本のシリンジに混合可能）．

iv) 薬剤投与後の経時的採血

⑦新しいシリンジにつけ換え（あるいは生理食塩水の入ったシリンジのまま），ライン中の生理食塩水を完全に抜き取る．

⑧採血用の新しいシリンジにつけ換えて採血する（この際，生理食塩水が検体に混入しないように注意する）．

⑨冷却保存が必要な検査項目がある場合は，検査終了まで血液検体を氷水中に保存する．

⑩次の採血まで，静脈ラインの凝固防止のため生理食塩水でラインを満たし，ペアン鉗子でクランプする．

⑪以後，⑦～⑩を繰り返す．

▶Commentary：ヘパリン生理食塩水について

従来は血液の凝固を防ぐために，留置針・カテーテルなどにヘパリン生理食塩水を充塡していた．しかし，近年，末梢静脈の場合はヘパリン生理食塩水は必須ではないことが示され，生理的食塩水を使用するのが一般的になっていることから，本書でもそれに準じた．

文献：

1) Ashton J, *et al.*：Effects of heparin versus saline solution on intermittent infusion device irrigation. *Heart Lung* 1990；**19**：608-12.

2) Weber DR：Is heparin really necessary in the lock and, if so, how much? *DICP* 1991；**25**：399-407.

（成瀬光栄）

4 検査の危険性・注意点

平田結喜緒

≫ 臨床医のための Point ▶▶▶

1. 個々の患者の状態により検査の可否，薬剤の減量等を検討する．
2. 検査開始後，副作用が生じると予想される時間帯は必ずベッドサイドで患者の状態を観察する．
3. 検査の内容，起こりうる副作用につき事前に患者に説明し，同意を得る．

表1 内分泌機能検査によるおもな副作用

検査名	使用薬剤	起こりうる症状（軽症）	重大な副作用
下垂体前葉機能試験	TRH，CRH，LHRH，GHRH，GHRP-2	悪心，嘔吐，顔面紅潮	下垂体卒中
インスリン低血糖試験	ヒトインスリン	低血糖症状（動悸，冷汗，不安感，悪心　等）	下垂体卒中 低血糖昏睡
ブロモクリプチン試験	パーロデル®	悪心，嘔吐，立ちくらみ	下垂体卒中
フロセミド立位試験	ラシックス®	多尿，脱水，立ちくらみ	意識消失，転倒
75 g 経口ブドウ糖負荷試験	ブドウ糖	高血糖	高浸透圧性昏睡
デキサメタゾン抑制試験	デカドロン®	高血糖	高浸透圧性昏睡 感染症の誘発
オクトレオチド試験	サンドスタチン®	悪心，鼓腸，放屁，腹部膨満，下痢	徐脈
バゾプレシン試験	ピトレシン®	頭痛，腹痛，下痢，嘔吐，血圧上昇	心血管イベント

1 はじめに

内分泌機能検査は内分泌疾患の診断に必要不可欠であるが，重大な副作用が起こる場合もあり，危険性を熟知したうえで万全の体制で行うべきである．表1に内分泌機能検査に伴うおもな副作用を示した．重大な副作用と対処法を解説する．

2 内分泌機能検査の危険性

a) 下垂体前葉機能試験，インスリン低血糖試験，ブロモクリプチン試験

下垂体腫瘍の場合には下垂体刺激試験が契機となり，まれに腫瘍内部に出血（下垂体卒中）を起こす可能性がある．出血の範囲により頭痛，視野障害，意識障害等の種々の症状が出現する．TRH 投与後が最多だが，CRH，LHRH，インスリン，ブロモクリプチン投与後で生じた例も報告されている[1]．下垂体卒中を起こした全例が鞍上進展するマクロアデノーマである．したがって鞍上進展のあるマクロアデノーマで腫瘍内に過去の出血が疑われる所見がみられるものでは検査を控えたほうが安全である．下垂体卒中のほとんどは薬剤静注後 30 分以内に発生することから，検査を実施する場合，少なくとも 15 ～ 30 分間はベッドサイドで患者を観察する．変化がみられた場合にはバイタルサインをとり，緊急 CT 撮影，脳外科医への連絡など迅速な対処が必要である．

b) インスリン低血糖試験，絶食試験

低血糖により自律神経症状（頻脈，冷汗，悪心）と中枢神経症状（不穏，錯乱，昏睡）が誘発される．インス

リン低血糖試験は基礎疾患に虚血性心疾患やけいれん発作をもつ患者では禁忌である[2]．

インスリン低血糖試験では検査前に必ず静脈ルートを確保し，50% ブドウ糖溶液と簡易血糖測定器をベッドサイドに用意する．通常インスリン量（0.1 U/kg 体重）であるが，①GH 分泌不全，②副腎皮質機能不全，が疑われた場合には減量（0.05 U/kg 体重）して行う．血糖値はインスリン静注後 15 ～ 30 分前後で最低値となるためベッドサイドで待機し，症状出現の際は直ちに血糖値を測定，中枢神経症状が現れるようなら速やかにブドウ糖を静注し検査を終了する．途中ブドウ糖を投与しても十分な低血糖（血糖値 50 mg/dL 以下，あるいは前値の 50% 以下）が得られていれば検査は有効である．

c) フロセミド立位試験

フロセミド試験は血管内脱水に立位負荷が加わるため，低血圧，一過性の意識消失発作による転倒などの危険性がある．特に高齢者では 2 時間の立位は負担が大きく，坐位は可とする．検査中，患者に気分不快などがあれば臥位とし，輸液など適切に対応する．

d) その他

ブロモクリプチン試験は悪心，嘔吐などの消化器症状や起立性低血圧を訴える場合がある．空腹時に起こりやすいため食後に服用させる．経口ブドウ糖負荷試験やデキサメタゾン抑制試験では高血糖をきたすことから，糖尿病患者に対しては必要な場合のみ入院のうえ行う．クッシング症候群はコルチゾールの過剰分泌

による免疫不全状態であり，高用量（8 mg）デキサメタゾン投与は感染を誘発または増悪する危険性があるため，病態を十分把握したうえで必要な場合のみ入院にて行う．オクトレオチド試験は重篤な徐脈をきたすことがあるので，心疾患や高齢者では特に注意が必要である．

バゾプレシン試験はV_1を介した血管収縮作用があるため，虚血性心疾患，脳動脈硬化，重症高血圧，喘息，腎不全，てんかんなどの患者では，病態を悪化させるリスクがあり，実施すべきではない．

3 説明と同意（インフォームドコンセント）

検者は検査前に患者へ検査内容および起こりうる症状について十分な説明を行い理解してもらうことが重要である．また，いずれの検査もルーチンに行うのではなく，検査にリスクがありうることを十分認識し，患者の状態を把握したうえで，得られる検査のメリットが起こりうるリスクを上回り，かつ患者の同意が得られた場合のみ実施することが肝要である．

文献

1) Otsuka F, et al.：Pituitary apoplexy induced by pituitary test：case report and a combined anterior literature review. Endocr J 1998；45：393-398.
2) 厚生労働科学研究費補助金難治性疾患克服研究事業間脳下垂体機能障害に関する調査研究班（大磯ユタカ班長）：成人成長ホルモン（GH）分泌不全症の診断と治療の手引き　平成21年度総括・分担研究報告書．2010；172-175.

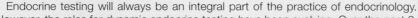

▶Commentary：Dynamic Endocrine Testing

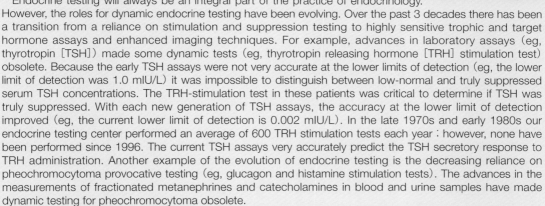

Testing of endocrine gland function is a cornerstone of the practice of endocrinology. Dynamic endocrine testing refers to the practice of introducing a provocative or suppressive agent or situation and monitoring the hormonal response. The keys to successful dynamic endocrine testing are standardized protocols, expertise in performing the tests, and reliable laboratory assays. An outpatient center for dynamic endocrine testing was formed at Mayo Clinic in 1976（Ness and Young, 1997）. The reasons for creating such a center included：standardization of testing protocols；patient safety and convenience；and avoiding hospitalization for complicated testing protocols. In the first year of operation, 607 patients underwent dynamic endocrine testing. Currently, approximately 6,000 tests and procedures are performed annually in the Mayo Clinic Endocrine Testing Center.

Endocrine testing will always be an integral part of the practice of endocrinology. However, the roles for dynamic endocrine testing have been evolving. Over the past 3 decades there has been a transition from a reliance on stimulation and suppression testing to highly sensitive trophic and target hormone assays and enhanced imaging techniques. For example, advances in laboratory assays（eg, thyrotropin [TSH]）made some dynamic tests（eg, thyrotropin releasing hormone [TRH] stimulation test）obsolete. Because the early TSH assays were not very accurate at the lower limits of detection（eg, the lower limit of detection was 1.0 mIU/L）it was impossible to distinguish between low-normal and truly suppressed serum TSH concentrations. The TRH-stimulation test in these patients was critical to determine if TSH was truly suppressed. With each new generation of TSH assays, the accuracy at the lower limit of detection improved（eg, the current lower limit of detection is 0.002 mIU/L）. In the late 1970s and early 1980s our endocrine testing center performed an average of 600 TRH stimulation tests each year；however, none have been performed since 1996. The current TSH assays very accurately predict the TSH secretory response to TRH administration. Another example of the evolution of endocrine testing is the decreasing reliance on pheochromocytoma provocative testing（eg, glucagon and histamine stimulation tests）. The advances in the measurements of fractionated metanephrines and catecholamines in blood and urine samples have made dynamic testing for pheochromocytoma obsolete.

Despite advances in the measurements of trophic and endocrine gland target hormones, the dynamic endocrine testing menu remains robust. Commonly performed dynamic endocrine tests include：cosyntropin stimulation test to assess adrenocortical cortisol secretion；dexamethasone suppression testing to assess autonomy of cortisol and corticotropin secretion；1-hour glucose challenge test to detect gestational diabetes mellitus；3-hour glucose tolerance test to assess growth hormone secretory autonomy；and insulin-induced hypoglycemia test for assessment of growth hormone and corticotropin secretory capacities.

As the accuracy of laboratory assays for trophic and target hormones continue to improve, the roles for dynamic endocrine testing will continue to evolve. A complete and up-to-date endocrine testing manual remains key to the accurate performance and interpretation of dynamic endocrine testing.

Reference
1) Ness SM, Young WF Jr.：Dynamic endocrine testing. The Mayo Clinic model. *Endocrinol Metab Clin North Am* 1997；26：957-972.

(William F. Young Jr., MD, MSc)

5 検体の取り扱い注意点

福田いずみ

▶▶ 臨床医のための Point ▶▶▶

1. ホルモンは測定項目により採血量，採血管，採血後の保存方法が異なる．
2. ホルモン測定には血液を遠心分離して得られた上清（血清または血漿）が用いられる．

表1 おもなホルモンとその採血容器

採血管	血漿	血清	冷却遠心	項目
EDTA-2Na	○		要	ACTH，AVP，血漿レニン活性（PRA），アドレナリン，ノルアドレナリン，ドパミン
EDTA-2Na ＋アプロチニン	○		要	グルカゴン，PTHrP
プレーン管		○		TSH，T_3，T_4，FT_3，FT_4，TRAb，TSAb，TPOAb，Tg-Ag，Tg-Ab，GH，IGF-I，PRL，LH，FSH，テストステロン，エストラジオール，プロゲステロン，IRI，CPR，アルドステロン*，コルチゾール*，DHEA-S，hCG，hCG-β
			要	int PTH

*：血清，血漿とも可．〔文献1より引用改変〕

1 血液検体

血液検体には血清（serum），血漿（plasma），全血（whole blood）がある．血液の液体成分を血漿というが，血漿からさらにフィブリノゲン，凝固因子を除去したものを血清という．ホルモンは測定項目により採血量，採血管が異なり（表1）[1]，機能検査を行うときには同一のホルモンを時系列で採取するため，間違いのないよう前もって手順をよく確認する．

血中で不安定なホルモンには蛋白分解酵素の作用を抑制するために抗凝固薬（EDTA-2Na，EDTA-2K など）を添加した採血容器が用いられるが，血液採取時には容器を速やかに振盪し血液と薬剤とをよく混和させる．測定するホルモンは，採血後直ちに容器の氷冷を要するものと常温での保存が可能なものとがある．いずれの場合もホルモン測定には採取した血液検体を速やかに遠心分離して得られた上清（血清または血漿）を用いるが，採血後直ちに氷冷を要する検体では4℃の条件下で，室温保存可能な検体では常温下で3,000回転10分間の遠心分離を行う（表1）[1]．上清を分離した後，ホルモンの測定をすぐに行わない場合は血清（または血漿）を－20℃で凍結保存する．この際，検体の凍結・融解を繰り返すと測定結果に影響を及ぼすことがあるため，検体はあらかじめ複数の容器に少量ずつ分注して保存する．

2 尿検体（随時尿・蓄尿）

随時尿はメタネフリン，ノルメタネフリンなどの測定に用いられる．新鮮尿を用い，クレアチニン補正を行って結果を判定する．

24時間蓄尿を行う場合は蓄尿開始時に完全排尿し（破棄する），それ以降，翌日同時刻までに排尿したすべての尿を容器に採取する．検査終了時には尿意がなくても排尿し，その分の尿までを採取する．蓄尿中の尿は蓄尿容器に蓋をして冷暗所に保存する．終了後，24時間の尿量を確認したうえで蓄尿瓶をよく混和し，一部の尿を検査室に提出する．

カテコールアミンはアルカリ条件下では壊れやすく測定値が低下するため，尿検体の酸性（pH 1.0 ～ 3.0）を保つ目的であらかじめ6N 塩酸 20 mL を入れた容器に蓄尿するのが一般的であった．しかしながら6N 塩酸は劇物に該当するため，安全面，管理面での課題があり，代替添加剤が検討された．近年，毒劇物に該当しない酸性蓄尿添加剤「酸性ユリメジャー・T」の有用性が報告[2]され，今後の普及が期待される．

▌文献▌

1) 小田桐恵美：内分泌検査 一般的注意事項．高野加寿恵（監修），最新内分泌検査マニュアル．第2版増補，日本医事新報社，2007；4-9．
2) 中浦秀章，他：尿中カテコールアミン類及びその代謝物における酸性蓄尿用添加剤「酸性ユリメジャー・T」の適用評価．*The Chemical Times* 2014；**231**：13-17．

6 判定の注意点：予想外の結果が得られたら何を考えるか

立木美香，田辺晶代，成瀬光栄

≫ 臨床医のための Point ▶▶▶

1. 予想外の結果が得られる原因には技術的な問題と実施条件の問題がある．
2. ホルモンは時間・体位・薬剤・ストレスなどの影響を受けやすく，また年齢・性別により正常値が異なることを念頭におく必要がある．

表1 予想外の結果が得られた際のチェックリスト

1．技術的な問題
- □採血管の種類は適切か
- □採血時間は適切か
- □採血管に記載の時間と検体が一致しているか
- □氷中保存が必要な検体を室温で保存していないか
- □検査薬が確実に投与されているか
- □検査薬の投与量・投与時間は正しいか
- □年齢や性別に対応した正常値で判定しているか
- □判定基準を間違っていないか

2．実施条件の問題
- □検査を適切な時間帯に行っているか
- □検査を空腹で行っているか
- □検査を安静・臥床で行っているか
- □結果に影響を与える薬剤を使用していないか
- □生活リズムやストレスの影響はないか

1 はじめに

基礎値・機能検査の結果を評価する際，予想外の結果が得られることがある．その原因としては技術的な問題と実施条件の問題があげられる．技術的な問題として採血条件や検体の取り扱いなどがあり，実施条件の問題としては採血時間や体位などにより判定が異なる点などがあげられる（表1）．以下に具体的な問題点をあげた．これらを考慮し判定を正しく行うことが必要である．

2 技術的な問題

- 測定項目により採血管の種類が異なるが，採血管は間違っていないか．
- 採血時間を間違えていないか．
- 採血管に書いてある時間の血液を正しく入れているか（例：検査後30分の血液を間違えて60分後の採血管に入れていないか）．
- 氷中保存が必要な検体を室温で保存していないか．
- 針を留置した状態からの採血時に，ラインのなかにある生理食塩水を十分除去せず採血し，血液が希釈されていないか．

- 検査薬が確実に投与されているか（注射薬が皮下に漏れていないか，内服が確実にできているか）．
- 検査薬の投与量は正しいか（体重や疾患によって投与量が異なる検査がある）．
- 検査薬の投与時間は正しいか．
- 年齢や性別に対応した正常値で判定しているか．
- 判定基準を間違っていないか（疾患により同じ検査でも判定基準が違う）．

3 実施条件の問題

- 検査を適切な時間帯に行っているか（日内変動を示すホルモンがある）．
- 検査を空腹で行っているか（食事の影響を受けるホルモンがある）．
- 検査を安静・臥床で行っているか（体位の影響を受けるホルモンがある）．
- 結果に影響を与える薬剤を使用していないか．
- ストレスの影響はないか．
- 生活リズムの変化（仕事による昼夜逆転など）の影響はないか．

7 内分泌機能検査の判定基準一覧

立木美香

	対象疾患	機能検査	病態の判定基準
視床下部・下垂体	先端巨大症	75 gOGTT	GH：底値 $\geqq$ 0.4 ng/mL
		TRH 試験	GH：奇異性上昇（前値の 1.5 倍以上）
		LHRH 試験	GH：奇異性上昇（前値の 1.5 倍以上）
		ブロモクリプチン試験	GH：前値の 1/2 以下に減少（奇異性低下）
		オクトレオチド試験	GH：前値の 1/2 以下に減少した場合に有効と判定
	プロラクチノーマ	TRH 試験	PRL：頂値は前値の 2 倍以下
		ブロモクリプチン試験	PRL：前値の 1/2 以下に減少した場合に有効と判定
	クッシング病	デキサメタゾン抑制試験（over-night 法）	0.5 mg：コルチゾール $\geqq$ 5 µg/dL 8 mg：コルチゾールは前値の 1/2 以下
		CRH 試験	ACTH：頂値は前値の 1.5 倍以上
		DDAVP 試験	ACTH：頂値は前値の 1.5 倍以上
		メチラポン試験	ACTH：増加
	下垂体機能低下症	CRH 試験	ACTH：頂値は前値の 2 倍以下または $\leqq$ 30 pg/mL（ただし視床下部障害の場合は頂値が過大反応となることがある） コルチゾール：頂値は前値の 1.5 倍以下または $\leqq$ 18 µg/dL
		GHRP-2 試験	GH：頂値は $\leqq$ 9 ng/mL [*1]
		アルギニン試験	GH：頂値は $\leqq$ 3 ng/mL [*1]
		インスリン低血糖試験	ACTH：頂値は前値の 2 倍未満 コルチゾール：頂値は < 18 µg/dL GH：頂値は $\leqq$ 3 ng/mL [*1]
		LHRH（GnRH）試験	LH：頂値は前値の 5 倍以下 FSH：頂値は前値の 1.5 倍以下（LH・FSH：ただし視床下部性では頂値は遅延するが正常反応の場合がある）
		TRH 試験	TSH：頂値は $\leqq$ 6 µU/mL（ただし視床下部性では頂値は遅延，または過大反応の場合がある） PRL：頂値は前値の 2 倍以下

＊1：リコンビナント GH を標準品とした GH 測定キットを用いた場合の値.

	対象疾患	機能検査	病態の判定基準
視床下部・下垂体	中枢性尿崩症	水制限試験	尿浸透圧 ≦ 300 mOsm/kg
		高張食塩水負荷試験[*2]	血清 Na と血漿 AVP がそれぞれ，①144 mEq/L：1.5 pg/mL 以下，②146 mEq/L：2.5 pg/mL 以下，③148 mEq/L：4 pg/mL 以下，④150 mEq/L：6 pg/mL 以下 高張食塩水負荷試験　正常反応（p.61 より引用）
		DDAVP 試験	尿浸透圧が ≧ 300 mOsm/kg
副甲状腺	偽性副甲状腺機能低下症 I 型	Ellsworth-Howard 試験[*3]	尿中 cyclic AMP 排泄量：＜ 1 µmol/h，および尿中 cyclic AMP 排泄量前後比：＜ 10 倍 尿中リン酸排泄増加量（2 時間）：＜ 35 mg
副腎	クッシング症候群	デキサメタゾン抑制試験（over-night 法）	1 mg 抑制後コルチゾール：≧ 5 µg/dL 8 mg 抑制後コルチゾール：≧ 5 µg/dL
		CRH 試験	ACTH：無反応または低反応
	原発性アルドステロン症	カプトプリル試験[*4]	負荷後 60 分値（または 90 分値）アルドステロン（pg/mL）レニン活性比：＞ 200
		生理食塩水負荷試験[*4]	投与後 4 時間値アルドステロン：＞ 60 pg/mL
		フロセミド立位試験[*4]	負荷後 2 時間値レニン活性：＜ 2 ng/mL/h
	褐色細胞腫	クロニジン試験	投与後 180 分のアドレナリン＋ノルアドレナリン：前値の ≧ 50% または ≧ 500 pg/mL
	原発性副腎皮質機能低下症	迅速 ACTH 試験	コルチゾール：頂値＜ 18 µg/dL
	21-水酸化酵素欠損症	迅速 ACTH 試験	17-OH-プログステロン：頂値＞ 20 ng/mL（ただし 10 以上 20 未満の場合でも完全に否定はできない）
	腎血管性高血圧	カプトプリル試験	負荷後 60 分値レニン活性：≧ 12 ng/mL/h，かつ基礎値より ≧ 10 ng/mL/h の増加，かつ基礎値より 150% 以上増加（基礎値が＜ 3 ng/mL/h の場合は 400% 以上の増加）
性腺	多嚢胞性卵巣症候群	LHRH（GnRH）試験	LH：基礎値は FSH に比して高値，過大反応
消化管	インスリノーマ	72 時間絶食試験	血糖 45 mg/dL 以下時：インスリン 6 ng/mL 以上，血中 C ペプチド 0.6 ng/mL 以上

＊2：厚生労働科学研究費補助金難治性疾患克服研究事業間脳下垂体機能障害に関する調査研究班平成 13 年度総括・分担研究報告書．32-33 より引用．

＊3：I 型，II 型で判定が異なるので注意．

＊4：西川哲男，他：日本内分泌学会臨床重要課題－原発性アルドステロン症の診断治療ガイドライン -2009-．日本内分泌学会雑誌 2010；86（Suppl）：1-19．

II

各論編

第1章 主要症候からの機能検査

1 高血圧

立木美香, 成瀬光栄, 田辺晶代

> **臨床医のための Point ▶▶▶**
> 1 内分泌性高血圧の診断に重要な特徴的身体所見を見逃さない.
> 2 尿路結石, 発作性高血圧, 副腎偶発腫, 低カリウム血症などの合併に注目する.
> 3 レニン・アルドステロンプロフィールが鑑別診断に有用である.
> 4 ホルモンの自律性分泌を確認するため, 各種の機能検査を実施する.

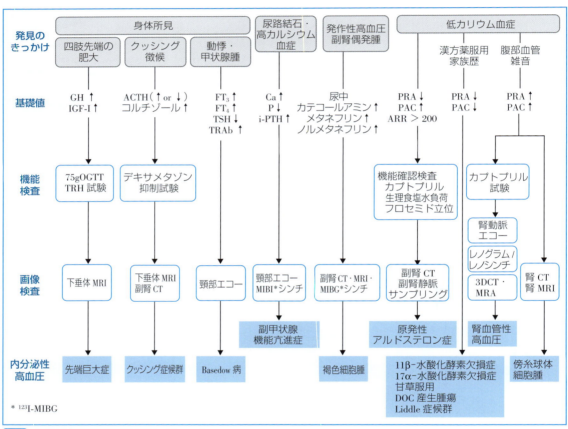

図1 内分泌性高血圧鑑別のフローチャート

1 鑑別診断のポイント

高血圧では特定の原因による二次性高血圧の診断が重要であるが, 特に内分泌性高血圧は原因疾患の治療により治癒可能なことから鑑別診断が重要である. 先端巨大症, クッシング症候群, Basedow 病は, 四肢先端の肥大やクッシング徴候, 甲状腺腫などの身体所見, 副甲状腺機能亢進症は尿路結石や高カルシウム血症, 褐色細胞腫は発作性高血圧や副腎偶発腫が発見のきっかけとなる. 低カリウム血症を合併する場合は PRA と PAC が鑑別のポイントで, PRA 減少・PAC 増加, ARR 増加では原発性アルドステロン症, PRA・PAC の減少では副腎の酵素欠損やその他のミネラルコルチコイド増加, PRA・PAC の増加では腎血管性高血圧を疑う. それぞれ関連するホルモンの基礎値測定後, 機能検査, 画像検査により診断を進める (図1).

2 必要な機能検査

先端巨大症では 75 gOGTT による GH 抑制欠如, TRH 試験での GH の奇異性増加, クッシング症候群ではデキサメタゾン抑制試験でのコルチゾールの抑制欠如, 原発性アルドステロン症では各種機能確認検査でアルドステロンの自律性の確認, 腎血管性高血圧ではカプトプリル試験で PRA の過大反応を確認する.

第1章 主要症候からの機能検査

2 低ナトリウム血症

今城俊浩

臨床医のための Point

1. 血漿浸透圧を測定して低浸透圧であることを確認する．
2. 細胞外液量の推定には，血清尿酸やPRAの測定が有用である．

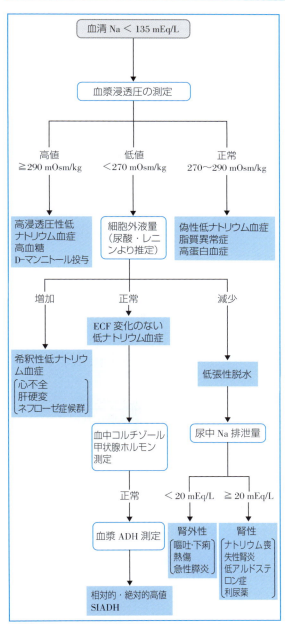

図1 低ナトリウム血症鑑別のフローチャート

1 鑑別診断のポイント（図1）

血漿浸透圧を測定して，高浸透圧性低ナトリウム血症や血漿浸透圧が正常の偽性低ナトリウム血症を除外しておく．低ナトリウム血症は細胞外液量から，①減少＝低張性脱水，②増加＝希釈性低ナトリウム血症，③正常〜軽度増加，の三つに分類されるので，臨床症状や検査所見を参考にして細胞外液量を判断する[1]．血中尿酸が 8 mg/dL 以上，PRA 5 ng/mL/h 以上だと減少，尿酸が 5 mg/dL 以下，PRA 5 ng/mL/h 未満だと正常〜やや増加と考える．

2 SIADHと鑑別を要する疾患

ADHの分泌過剰は抗利尿ホルモン不適合分泌症候群（syndrome of inappropriate secretion of antidiuretic hormone：SIADH）のほかに，低ナトリウム血症を引き起こす種々の病態で認められる．特に高齢者では低ナトリウム血症をきたしやすく，脱水，体液量の減少がわかりにくいため，診断には慎重を要する．SIADHでは細胞外液量は正常〜やや増加しているため，PRA ＜ 3 ng/mL/h，血清尿酸 ＜ 5 mg/dL であり，尿浸透圧は高い（＞ 400 mOsm/kg）．

一方，脱水による非浸透圧刺激によってもADH分泌が亢進するので，SIADHと誤診してはならない．ミネラルコルチコイド反応性低ナトリウム血症（mineralocorticoid-responsive hyponatremia of the elderly：MRHE）はアルドステロンの相対的欠乏により軽度の脱水を伴う低ナトリウム血症をきたす．高齢者に多く，水制限は病態を悪化させる．中枢性塩類喪失症候群（cerebral salt-wasting syndrome：CSWS）では，急性の中枢神経疾患（外傷，出血，脳外科手術）に続発して，尿中へのNa喪失による低張性脱水を示す[2]．

3 必要な内分泌機能検査

SIADHと低張性脱水の鑑別には水負荷試験が有用である．水 20 mL/kg を 4 時間で経口負荷する．SIADH では 4 時間尿量は負荷前の 50% 以下，尿の希釈は不十分で血漿ADH濃度も抑制されない．検査前の血清Naが 125 mEq/L 以下では水中毒の危険があるので行わない[3]．

文献
1) 土井 賢：低Na血症．内分泌代謝専門医ガイドブック．第2版，診断と治療社，2009；6．
2) 岩崎泰正，他：内分泌疾患：診断と治療の進歩，下垂体後葉．日本内科学会雑誌 2003；92：555-561．
3) 石川三衛：SIADH．内分泌代謝専門医ガイドブック．第2版，診断と治療社，2009；112．

3 低カリウム血症

立木美香, 成瀬光栄, 田辺晶代

> **臨床医のための Point**
> 1. 多くの内分泌疾患はおもに腎性喪失による低カリウム血症をきたす.
> 2. 低カリウム血症と高血圧の合併は内分泌性高血圧診断の手がかりとなる.
> 3. PRA と PAC の同時測定が内分泌性高血圧の鑑別診断に有用である.

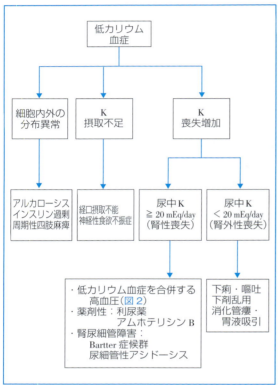

図1 低カリウム血症の機序と原因となる病態

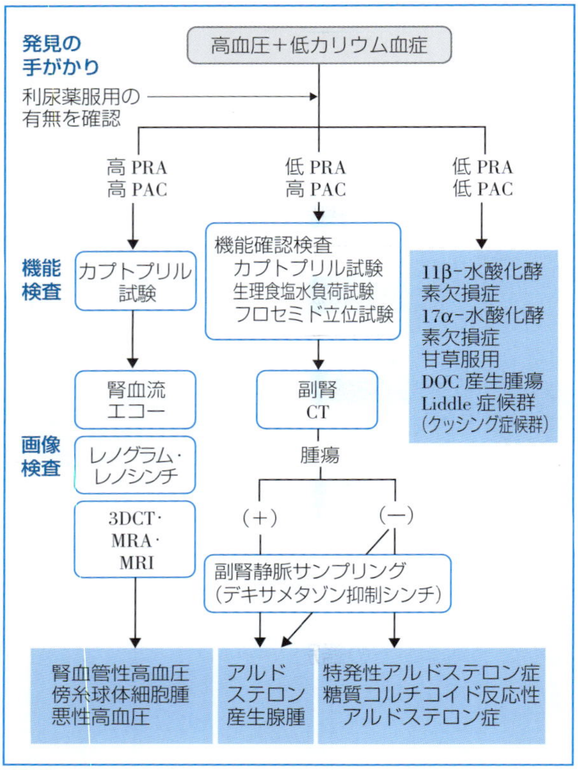

図2 低カリウム血症を伴う高血圧鑑別のフローチャート

1 鑑別診断のポイント

低カリウム血症の原因には, ①細胞内外の分布異常, ②K の摂取不足, ③腎や腸管からの K 喪失の増加, がある. ①, ②は病歴聴取, 身体所見からある程度鑑別可能である. ③は尿中 K 排泄が ≧ 20 mEq/day なら腎性喪失を, < 20 mEq/day なら腎外性喪失を考える. 腎性喪失をきたす病態には高血圧を合併する場合と合併しない場合がある. 前者には原発性アルドステロン症など種々の内分泌性高血圧が含まれ, 診断には機能検査が必要である. 後者には薬剤性や腎尿細管障害を呈する疾患が含まれる. 腎外性喪失は下痢, 嘔吐などの消化器疾患によるものである (図1).

2 必要な機能検査

高血圧と低カリウム血症を合併する病態では, まず PRA と PAC の同時測定が鑑別の第一歩である. 高 PRA, 高 PAC の場合, 腎血管性高血圧の診断が最も重要で, カプトプリル試験と腎血流エコーを実施する. 低 PRA, 高 PAC の場合, 原発性アルドステロン症の診断のため機能確認検査を実施し, 陽性の場合, 局在診断を実施する. 低 PRA, 低 PAC の場合, 先天性副腎過形成, アルドステロン以外のミネラルコルチコイド過剰, Liddle 症候群などがあるが, 特別な機能検査はない (図2).

文献
1) 成瀬光栄, 他: 低 K 血症 (水電解質異常 Na・K 異常を中心に). カレントテラピー 2009; 27: 22-26.
2) 日本高血圧学会高血圧治療ガイドライン作成委員会: 高血圧治療ガイドライン 2014 年版. 日本高血圧学会; 2014.

第1章 主要症候からの機能検査

4 高カルシウム血症

平田結喜緒

> **臨床医のための Point ▶▶▶**
> 1. 低アルブミン血症がある場合，アルブミンによる補正を行う［補正 Ca(mg/dL)＝実測 Ca(mg/dL)＋4－アルブミン(mg/dL)］．
> 2. まず iPTH を測定し，PTH 依存性の高カルシウム血症か否かを判断する．
> 3. 高カルシウム血症の原因検索には，PTH 以外に PTHrP および 1,25(OH)$_2$D 測定も重要である．

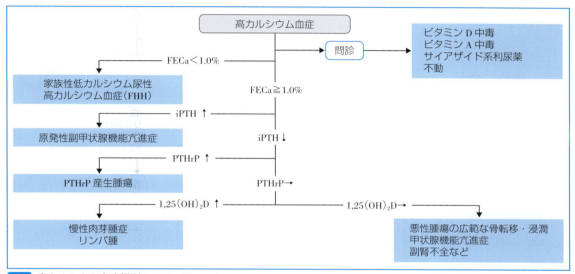

図1 高カルシウム血症鑑別のフローチャート

1 問診・病歴からの鑑別のポイント（図1）

問診・病歴から薬剤による高カルシウム血症を除外する．高齢者では，脱水が生じた場合に高カルシウム血症をきたしやすい．骨粗鬆症治療薬として処方されている活性型ビタミン D$_3$ 製剤や，サプリメントとしてビタミン D を過剰摂取することにより高カルシウム血症をきたしうる．その他，サイアザイド系利尿薬，テオフィリン，リチウムも高カルシウム血症をきたす．また，ビタミン A 中毒や，長期臥床などによる不動も高カルシウム血症の原因となる．

2 内分泌機能検査による鑑別のポイント

Ca 分画排泄率(fractional excretions of calcium：FECa)＜1.0％の場合には家族性低カルシウム尿性高カルシウム血症(familial hypocalciuric hypercalcemia：FHH)を疑う．FHH は家族性に発症し，Ca 感知受容体(CaSR)の遺伝子解析が必要となる．

次に iPTH を測定し，PTH 依存性か否かを判断する．高カルシウム血症の存在時に血中 PTH が基準値を超えれば，原発性副甲状腺機能亢進症が強く疑われる．原発性副甲状腺機能亢進症と診断されれば，頸部エコー・副甲状腺(MIBI)シンチグラフィにより局在診断を行う．

一方，iPTH が低値であれば PTH 非依存性であり，PTHrP あるいは 1,25(OH)$_2$D を測定する．PTHrP が高値の場合，PTHrP 産生腫瘍である．1,25(OH)$_2$D が高い場合，慢性肉芽種症，サルコイドーシス，結核などやある種のリンパ腫などが考えられる．PTHrP，1,25(OH)$_2$D がいずれも正常であれば，悪性腫瘍の骨転移・浸潤による高カルシウム血症が考えられる．他に甲状腺機能亢進症，副腎不全などで高カルシウム血症をきたすことがある．

第1章 主要症候からの機能検査

5 浮腫

平田結喜緒

≫ 臨床医のための Point ▶▶▶

1. 浮腫のおもな原因である腎・肝・心疾患が除外できる場合は，内分泌疾患の鑑別を行う．
2. 内分泌異常による浮腫は甲状腺，副腎機能検査により確認する必要がある．

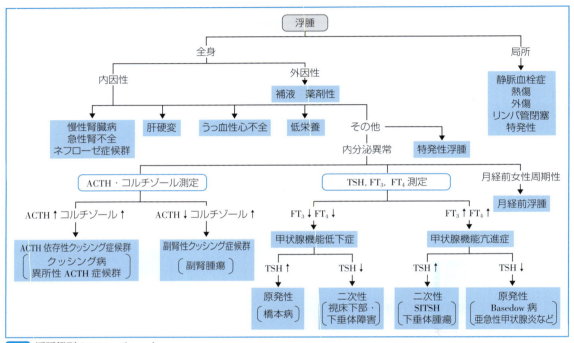

図1 浮腫鑑別のフローチャート

1 鑑別診断のポイント（図1）

　浮腫の範囲により局所性と全身性に大別できる．全身性では補液・薬剤性（非ステロイド系消炎薬，Ca拮抗薬，副腎皮質ステロイド薬，DDAVP，経口避妊薬，チアゾリジン誘導体，甘草など）を除外する．腎疾患，肝硬変，うっ血性心不全，低栄養が除外できれば，内分泌疾患の検索が必要となる．

① クッシング症候群（CS）：約半数に浮腫を認め，皮下出血や皮膚の菲薄化を伴う．コルチゾールとACTHが高値であればACTH依存性CS（クッシング病，異所性ACTH症候群），コルチゾールが高値でACTHが低値であれば副腎性CS（副腎腫瘍）を疑う．

② 甲状腺機能低下症：皮膚は乾燥，粗造で冷たい．非圧痕性浮腫は粘液水腫とよばれる．甲状腺機能検査を行い，$FT_3・FT_4$低値でTSH低値であれば二次性，TSH高値であれば原発性である．橋本病では甲状腺自己抗体（抗サイログロブリン抗体，抗TPO抗体）が陽性となる．

③ 甲状腺機能亢進症：$FT_4・FT_3$高値でTSHが高値であれば二次性（TSH産生腫瘍，SITSH），TSHが低値であれば原発性甲状腺機能亢進症（Basedow病，亜急性甲状腺炎など）である．TSH受容体抗体（TRAb）の測定，甲状腺エコー検査を行う．Basedow病で前脛部に限局性粘液水腫を認めることがある．

④ 月経前浮腫：閉経前の女性で間欠的に周期性浮腫がみられることがある．

⑤ 特発性浮腫：基礎疾患が特定できない場合，特発性とよばれる．しかし摂食異常や利尿薬・下剤の乱用（偽性Bartter症候群）でみられることがある．

2 必要な内分泌機能検査

　クッシング症候群の病型診断には，デキサメタゾン抑制試験やCRH試験が用いられる．甲状腺機能低下症の障害部位（視床下部，下垂体，甲状腺）の診断にはTRH試験が用いられる．

第1章 主要症候からの機能検査

6 多尿

山口実菜，平田結喜緒

臨床医のためのPoint ▶▶▶

1. 多尿をみたら，尿量，尿定性，尿沈渣，尿浸透圧，血糖，電解質，腎機能を評価する．
2. 血漿浸透圧と血漿AVPは同時に測定する．

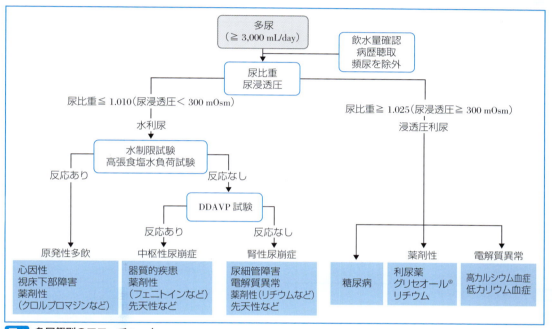

図1 多尿鑑別のフローチャート

1 鑑別診断のポイント（図1）

多尿とは尿量が3,000 mL/day以上のことをいい，頻尿とは区別される．病歴から判断できないときは蓄尿を行い，1日尿量の確認を行う必要がある．多尿をきたす原因として，中枢性尿崩症，腎性尿崩症，心因性多飲症など水利尿によるものと，低カリウム血症，高カルシウム血症などの電解質異常，糖尿病，輸液などによる浸透圧利尿によるものがある．そのため，飲水量や既往歴（精神疾患，脳疾患，外傷，手術，糖尿病など），薬剤歴（利尿薬，グリセオール®注，リチウムなど）を聴取する必要がある[1]．多尿であれば尿比重（尿浸透圧）を確認し鑑別を進めていく．尿比重 ≦ 1.010（尿浸透圧 < 300 mOsm/kg）であれば水利尿が，尿比重 ≧ 1.025（尿浸透圧 ≧ 300 mOsm/kg）であれば浸透圧利尿が考えられる．この際，血漿浸透圧，血漿抗利尿ホルモン（ADH），血清Naも同時に測定する．ADHの分泌はおもに血漿浸透圧で調整され，また血漿浸透圧はおもに血清Naによって構成されているため，両者は対比させて判定する必要がある[2]．

2 必要な内分泌機能検査

心因性多飲症と尿崩症の鑑別には水制限試験あるいは高張食塩水負荷試験が行われる（詳細は尿崩症の項を参照）．いずれも血漿浸透圧上昇によるADH分泌をみる検査である．水制限試験は点滴を必要とせず簡便な検査ではあるが，尿崩症患者にとっては頻繁な排尿回数のため苦痛を伴い，また脱水による虚脱にも注意が必要である．中枢性と腎性尿崩症の鑑別には腎に対するADHの反応性をみるデスモプレシン（DDAVP）試験を行う．また，下垂体MRI T1強調画像で下垂体後葉の高信号の消失や器質的疾患の有無の確認を行う．

3 鑑別のポイント

尿崩症と心因性多飲症は臨床症状や血漿・尿浸透圧からだけでは鑑別が困難なことが多い．心因性多飲症はストレスが渇中枢を刺激し多飲するため，血清Na値は低下していることが多く，また脱水所見や夜間尿が少ないことなどが診断の参考となる．

文献

1) Kevin M, et al.：Disorders of water balance. Clin Med 2003；3：28-33.
2) Verbalis JG, et al.：Disorders of body water homeostasis. Best Pract Res Clin Endocrinol Metab 2003；17：471-503.

7 肥満

大和田里奈, 鈴木(堀田)眞理

> **臨床医のための Point**
> 1. 肥満の90％以上は単純性肥満であるが, 常に症候性肥満も考慮する.
> 2. 症候性肥満の原因は内分泌性疾患が最も多い.
> 3. 単純性肥満でも内分泌異常を認めることがあり, 内分泌性肥満との鑑別が重要となる.

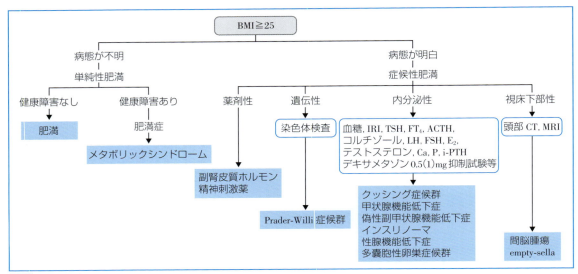

図1 肥満鑑別のフローチャート

1 鑑別診断のポイント(図1)

肥満とは脂肪組織が過剰に蓄積した状態で, 日本肥満学会の診断基準ではBMI≧25であり, BMI≧35は高度肥満とされる[1]. 90％以上は基礎疾患がない単純性肥満である. 近年, 夜食症候群やむちゃ食い障害による肥満が知られ, 摂食行動パターンの情報も必要である. 症候性肥満は, 内分泌性肥満, 視床下部性肥満, 遺伝性肥満, 薬剤による肥満, に大別される[2]. ここでは内分泌性肥満の特徴を述べる.

クッシング症候群にみられる肥満は体幹に脂肪沈着する中心性肥満であり, 特有の身体所見(クッシング徴候)や内分泌検査異常がみられる. 単純性肥満でも日内変動の消失や1mgデキサメタゾンでの抑制不良を認めるが, 深夜0時の血中コルチゾールが7.5 mg/dL以下で, 下垂体腫瘍が描出されないことから鑑別を行う. 診断に苦慮することもある[3].

甲状腺機能低下症は真の肥満ではなく, 除脂肪組織の減少, ムコ多糖体や水分の増加による. 意欲の低下, 脱毛, 硬い甲状腺腫, 粘液水腫様顔貌, 圧痕を残さない下腿浮腫などから疑う. 診断は甲状腺ホルモンを測定すれば容易である.

偽性副甲状腺機能低下症Ⅰa型においては, 肥満, 円形顔貌, 低身長, 短指症, Albright遺伝性骨形成異常症がみられ, 知能低下の合併も多い. 血中Ca低下とPの上昇を認める.

インスリノーマでは食欲亢進と肥満を呈する. 本疾患では空腹時血糖が低下しているにもかかわらず, IRIは相対的に上昇している. 単純性肥満でも耐糖能異常を合併している場合にはIRIは高値となるが, この場合, 空腹時血糖は正常〜高値である.

性腺機能低下症の男性では特有の中性的な肥満をきたし, 多嚢胞性卵巣症候群では無月経, 多毛に加えて高率に肥満を合併する.

2 必要な内分泌機能検査

症候性肥満の鑑別として, 血糖, IRI, 血中コルチゾール, ACTH, TSH, FT₄, Ca, P, インタクトPTH等の測定を行い, 必要に応じてデキサメタゾン抑制試験, Ellsworth-Howard試験, LHRH試験などを行う.

文献

1) 日本肥満学会:肥満症治療ガイドライン2016. ライフサイエンス出版, 2016.
2) 岡嶋泰一郎:肥満とやせ. 金澤一郎, 他(編), 内科学. 医学書院, 2006 ; 2092.
3) 田辺晶代:検査各論 クッシング症候群. 高野加寿恵(監修), 最新内分泌検査マニュアル. 第2版増補, 日本医事新報社, 2007 ; 112-122.

第1章 主要症候からの機能検査

8 食欲不振

大和田里奈，鈴木(堀田)眞理

> **臨床医のための Point**
> 1. 食欲不振をきたす内分泌疾患には，視床下部障害，下垂体前葉機能低下症，甲状腺機能低下症，原発性副甲状腺機能亢進症，Addison 病，神経性やせ症がある．
> 2. 食欲不振は必ずしも体重減少を伴わない．
> 3. 老人の甲状腺機能亢進症では食欲不振を訴えることがある．

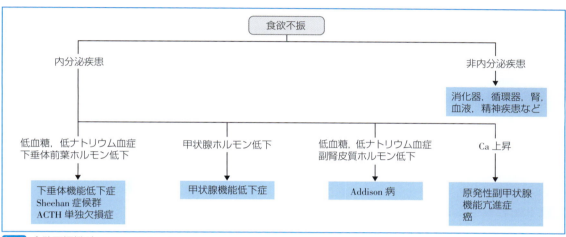

図1 食欲不振鑑別のフローチャート

1 鑑別診断のポイント(図1)

食欲不振を起こす疾患では消化器疾患が最も多いが，あらゆる疾患の愁訴として食欲不振が生じ，非特異的な症状なので，他の臨床症状とあわせて診断を進める[1]．内分泌疾患を疑いつつ，消化器・循環器・腎臓などの慢性疾患，悪性腫瘍，ストレスに対する心因反応，うつ病などの精神疾患を否定することが重要である．

視床下部腫瘍(胚芽腫，頭蓋咽頭腫)が視床下部の摂食中枢に及ぶと食欲不振をきたす．記銘力低下などの精神神経症状，体温異常などの自律神経系症状，尿崩症，下垂体前葉ホルモン障害を伴うことがある．

汎下垂体機能低下症では，GH や ACTH-コルチゾールの欠落が食欲不振に関与している．ただし，重症のやせにはならず，やせの合併頻度は低い(20%)．下垂体前葉ホルモンの欠落症状(月経異常など)の有無や，下垂体手術歴の有無，Sheehan 症候群では分娩時の大量出血の既往の有無などを問診する．

Addison 病では食欲不振(約60%)，悪心，嘔吐などの消化器症状が合併しやすく，体重減少も伴う．血漿 ACTH は増加しており，皮膚や粘膜の色素沈着を伴う．

甲状腺機能低下症では無気力とともに食欲不振をきたすが，浮腫のために体重は増加する．一般に甲状腺機能亢進症では食欲が亢進するが，老人や虚弱者ではむしろ低下する．

原発性副甲状腺機能亢進症や悪性腫瘍に伴う高カルシウム血症は消化器，筋神経，精神症状を引き起こし，悪心，嘔吐，食欲不振，口渇が出現する．

神経性やせ症は主として若年女性に発症し，心理的な要因で食欲が低下し，著しいやせと無月経を呈する．病識が乏しく過活動で，やせていても自分では太って見えるというボディイメージの障害ややせ願望/肥満恐怖を有する．下垂体機能低下症とは異なり低栄養により IGF-I は低下し，ネガティブフィードバックによって約半数で GH は上昇している．また，クッシング病に似た ACTH-コルチゾール系の亢進も 50% に認められる点で鑑別できる[2]．

2 必要な内分泌機能検査

原因として内分泌疾患が疑われた場合には，一般検査では異常を認めないことがあるため，下垂体，甲状腺，副甲状腺，副腎ホルモンなどを積極的に測定することが必要である．

文献
1) 宮原 透，他：食欲不振．金澤一郎，他(編)，内科学．医学書院，2006；201-203．
2) 鈴木(堀田)眞理：検査各論 神経性食欲不振症．高野加寿恵(監修)，最新内分泌検査マニュアル．第2版増補，日本医事新報社，2007；164-169．

第 1 章 主要症候からの機能検査

9 体重減少

大和田里奈，鈴木(堀田)眞理

> **臨床医のための Point**
> 1. 摂取熱量の減少か消費熱量の増大による負の熱量出納によって体重減少は起こる.
> 2. 原因として頻度が高いのは悪性疾患，消化器疾患，感染症，精神疾患である.
> 3. 内分泌疾患は体重減少の原因として頻度は高くないが，時に体重減少が主症状になる.

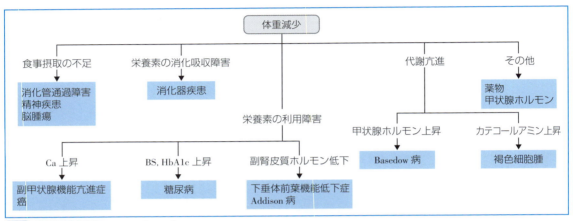

図1 体重減少鑑別のフローチャート

1 鑑別診断のポイント（図1）

標準体重の20%以上の体重減少，あるいはBMI 18.5以下があれば病的なやせ（るいそう）と判断される[1]．一般的に，6か月で5kg以上または5%以上減少した場合には器質的疾患の鑑別のため積極的に検査を行う[2]．体重が長期間一定しており，性腺機能を含めて日常生活に支障ない場合には低体重でも病的なやせとはみなされない.

体重減少をきたす頻度の高い内分泌疾患は糖尿病とBasedow病で，その他，視床下部疾患，下垂体機能低下症，副甲状腺機能亢進症，Addison病，褐色細胞腫，カルチノイド，Zollinger-Ellison症候群，水様下痢低カリウム血症無胃酸症候群があげられる．さらに，低栄養に伴う多彩な内分泌異常を認める神経性やせ症がある（食欲不振の項，p.21参照）.

糖尿病ではインスリンの作用不足で糖の利用が障害され，異化が亢進して体重が減少する．1型糖尿病に体重減少を認めることが多い．口渇，多飲，多尿，全身倦怠感を呈し，体重減少をきたすほどの糖尿病であれば著明な高血糖，尿糖を認め，診断は容易である.

甲状腺中毒症（おもにはBasedow病）では基礎代謝が亢進するため体重が減少する．食事量の増加にもかかわらずやせるのが特徴であるが，若年者では食欲亢進が勝り体重が増加することもある．甲状腺腫，頻脈，眼症状，手指振戦があれば甲状腺ホルモンを測定する.

褐色細胞腫ではカテコールアミン過剰により異化が亢進し，インスリン分泌も低下するため体重が減少する．高血圧，頻脈，頭痛，発汗などの症状から本疾患を疑い，血中，尿中カテコールアミンの測定を行う.

汎下垂体機能低下症では複数のホルモンの欠落症状（無月経など）から疑う.

ACTH単独欠損症では，倦怠感や食欲不振などの非特異的な症状のみで発見が遅れることがある.

Addison病では体重減少とともに皮膚，粘膜に色素沈着をきたし，血中ACTHが増加している.

胚芽腫などの脳腫瘍が摂食中枢の存在する視床下部外側に発生すると，食欲低下，体重減少をきたす．頭痛，視力視野障害，尿崩症などの随伴症状から疑う.

副甲状腺機能亢進症では高カルシウム血症から食欲不振，体重減少をきたす．Ca，Pの異常があれば一度はPTHを測定する.

2 必要な内分泌機能検査

一般検査では異常を認めないことがあるが，それぞれのホルモンを測定する.

文献

1) 吉利 和, 他編：るいそう. 内科診断学, 改訂7版, 金芳堂, 1993；221-223.
2) 岡嶋泰一郎：肥満とやせ. 金澤一郎, 他（編）, 内科学. 医学書院, 2006；2092.

10 低血糖

第1章 主要症候からの機能検査

福田いずみ

>>> 臨床医のための Point >>>
1. 原因不明の低血糖では必ず血中 ACTH,コルチゾールを測定する.
2. インスリノーマの部位診断には選択的動脈内カルシウム（Ca）注入試験が有用である.

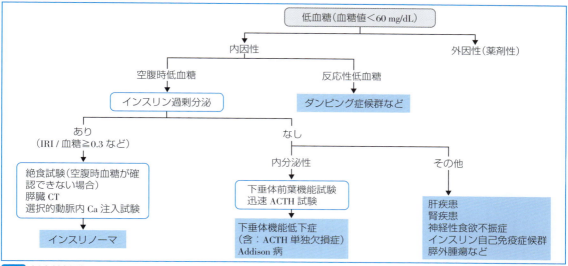

図1 低血糖鑑別のフローチャート

1 鑑別診断のポイント（図1）

病歴から薬剤による外因性低血糖を除外する．薬剤性で最も頻度が高いのは血糖降下薬によるものであるが，エタノール，抗不整脈薬（ジソピラミド，シベンゾリン），MAO 阻害薬，鎮痛薬（アセチルサリチル酸，ジクロフェナクナトリウム），降圧薬（ACE 阻害薬），抗潰瘍薬（シメチジン）など種々の薬剤が低血糖の原因となりうる．内因性には空腹時に低血糖を示す場合と食後に反応性に低血糖を示す場合がある．空腹時低血糖の場合，インスリン（IRI）/血糖比が増加する，すなわちインスリン依存性の低血糖を示す代表的疾患がインスリノーマである．

なお，この IRI/血糖比は 1970 年代にインスリン過剰分泌を示す指標として Fajans らが提唱したものであるが，その後 IRI の測定精度の向上に伴い，真のインスリノーマであっても比が偽陰性となる症例が少なからず認められるようになった[1]．この点を考慮し，田港らは 1999 年に Taminato 指数［100 − 血糖（mg/dL）］×［IRI（μU/mL）− 3］を考案し，この値が 280 以上であればインスリノーマの可能性が高いことを報告した[2]．また，Mayo Clinic では早朝空腹時血糖 45 mg/dL に対して IRI ≧ 3 μU/mL または CPR ≧ 0.6 ng/mL であれば，内因性インスリンの分泌過剰による低血糖とする判定基準が用いられている[3]．

一方，インスリン非依存性の低血糖をきたす原因として内分泌疾患（下垂体・副腎機能低下症）のほか，肝疾患，腎疾患，神経性やせ症，膵外腫瘍による低血糖などの疾患群があげられる．内分泌疾患による低血糖症の鑑別のためには，まず血中 ACTH，コルチゾールなど血糖調節ホルモンの基礎値を測定する．GH 欠乏は小児期には低血糖の原因となるが，成人期には ACTH 系の欠乏を伴わない限り GH 欠乏単独では低血糖の原因となることはまれとされている．

2 必要な内分泌機能検査

インスリノーマの診断に際して実施する絶食試験，膵臓からのインスリン過剰分泌と産生部位を証明するための選択的動脈内 Ca 注入試験がある．

下垂体・副腎機能低下症を疑った場合には各種の下垂体前葉機能試験，迅速 ACTH 試験により下垂体・副腎系の機能を評価する．

文献

1) Service FJ：Hypoglycemia. *Endocrinol Metab Clin North Am* 1988；**17**：601-616.
2) 多田達史，他：インスリン分泌指数（HOMA）によるインスリノーマの診断．臨床病理 1999；**47**：214.
3) Cryer PE：Cryer glucose homeostasis and hypoglycemia. In：Kronenberg HM, et al.（eds），*Williams Textbook of Endocrinology*. 11th ed, Saunders Elsevier, 2008；1503-1533.

11 脱毛

磯崎　収

> **臨床医のための Point**
> 1. 内分泌疾患による脱毛の診断には，皮膚疾患，栄養障害，外傷，膠原病，薬剤の副反応や重症糖尿病が原因のものを除外する．
> 2. 脱毛部位により，欠乏ホルモンの推測が可能である．

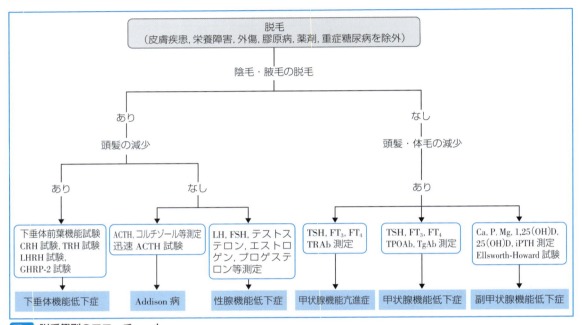

図1 脱毛鑑別のフローチャート

1 鑑別診断のポイント（図1）

脱毛の診断には，初めに皮膚疾患，栄養障害，外傷，膠原病，薬剤の副反応や重症糖尿病が原因のものを除外する．発毛は部位によりホルモン依存が異なる．睾丸由来の男性ホルモンはひげ，胸毛，陰毛の上半分，前頭部，頭頂部を支配する．DHEA 等の副腎や卵巣のアンドロゲンは性毛（腋毛，陰毛の下半分）を支配するため下垂体機能低下症，性腺機能不全，女性の副腎不全では欠落する．非性毛（眉毛）はアンドロゲン非依存性である．脱毛のほかに全身倦怠感，低血圧，月経周期異常，勃起障害などホルモン異常を示す所見がないかも鑑別に重要である．

GHや甲状腺ホルモンの欠乏でも頭髪の脱毛を生じる．Addison病の女性では副腎由来のアンドロゲン欠乏のため約40％に性毛（腋毛）の脱落を認めるが，男性では睾丸由来のホルモンにより維持されることが多い．

性腺機能低下症では男女ともに性毛の発育不全がみられる．神経性食欲不振症では無月経がみられるが，性毛は保たれている．甲状腺機能亢進症で頭髪は細く柔らかくなり，軽度の脱毛を認める．甲状腺機能低下症では毛髪は粗で乾燥し，頭髪の脱毛をみるほか，眉毛の外側 1/3 の脱落を呈することがある．時に頭髪以外の性毛や体毛の減少を伴うことがある．副甲状腺機能低下症では頭髪が斑状に抜けやすくなる．

2 必要な内分泌機能検査

下垂体機能低下症では，下垂体ホルモン（GH，TSH，PRL，ACTH，LH，FSH）および標的内分泌ホルモン（IGF-I，FT_3，FT_4，コルチゾール，テストステロン，DHEA-S など）を測定するとともに分泌刺激試験を行い，予備能も評価する．また，下垂体近傍の病変が疑われる場合はMRIで精査する．Addison病では電解質，血糖，ACTH，コルチゾールの測定と迅速ACTH試験を行う．性腺機能低下症ではLH，FSH，テストステロン，エストロゲン，プロゲステロン，DHEA-Sを測定する．甲状腺機能亢進症・低下症はTSH，FT_3，FT_4を測定し，必要に応じてTRAbやTPOAb等の自己抗体を測定する．血中コレステロールやCK，肝酵素も参考となる．副甲状腺機能低下症の診断はCa，P，PTH，ビタミンDを測定するとともに，必要に応じてEllsworth-Howard試験を行う．

第1章 主要症候からの機能検査

12 無月経

髙木耕一郎，村岡光恵

臨床医のためのPoint ▶▶▶

1. 続発無月経では，まず妊娠の可能性を否定する．
2. ホルモン検査値に加え，BMIによる栄養状態の評価を的確に行う．

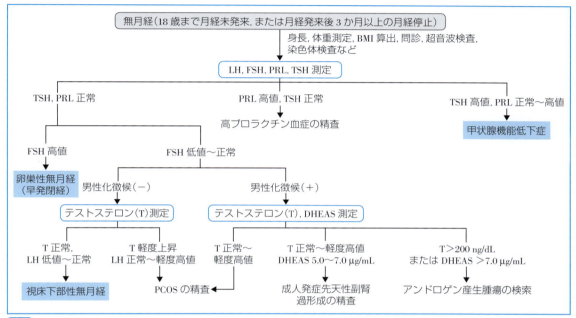

図1 無月経鑑別のフローチャート

1 無月経の定義

18歳になっても月経が発来しないものを原発無月経，または月経のあった女性で3か月以上にわたって月経が発来しないものを続発無月経という．

2 鑑別診断のポイント（図1）

原発無月経ではTurner症候群などの性腺形成不全が約半数，Rokitansky-Kuster-Hauser症候群のような子宮や腟の発生異常を伴うものが1/5を占めるとともに，1/5は思春期発来の遅延によることに留意する．また，続発無月経ではやせや摂食障害，過剰な運動によるものが1/4，プロラクチン産生下垂体腫瘍が十数％，多嚢胞性卵巣症候群（polycystic ovary syndrome：PCOS）が30％近くを占めることに留意し，まず妊娠を除外し，系統的なホルモン検査による原因の究明に努める．続発無月経においては女性の栄養状態が視床下部・下垂体・卵巣機能に少なからぬ影響を及ぼすため，body mass index（BMI）を算出する．無月経はBMIが17.0未満，あるいは27.0以上の女性に多いといわれている[1]．妊娠と子宮性無月経が除外された場合，治療的な診断として古くからゲスターゲン，あるいはエストロゲン・プロゲステロン投与による消退出血の有無により，それぞれ第一度無月経，第二度無月経に分類される[2]．

3 必要な機能検査

内分泌学的な検索に加えて，子宮性無月経の診断の一助として骨盤の超音波断層検査，ならびに経腟，あるいは経直腸超音波検査が有用である．また，PCOSの診断には卵巣の超音波断層像が診断に必須とされている．

4 鑑別に苦労する点

LH，FSHともに卵巣からのステロイドホルモンのネガティブフィードバック調節を受けること，ならびに律動的に分泌されることより，測定値の変動をきたすことがある．ホルモン測定値の評価にあたっては基礎体温の連続測定の結果を参照することが有用である．

文献

1) Barbieri RL：I. Amenorrhea. Amenorrhea WebMD Scientific American Women's health. 2002；1-8.
2) Speroff L, et al.：Amenorrhea. In：Clinical Gynecologic Endocrinology and Infertility. Lippincott Williams & Wilkins, Philadelphia, 2005；400-463.

第2章 視床下部・下垂体疾患──A 先端巨大症

1 診断基準・アルゴリズム

肥塚直美

> **》》臨床医のための Point 》》》**
>
> 1. 診断には臨床症状からまず疑うことが重要．
> 2. 血中 GH と IGF-I を測定し，75 g 経口ブドウ糖負荷試験を行う．
> 3. ブドウ糖負荷で GH が正常域に抑制されたり，臨床症候が軽微な場合でも IGF-I が高値の症例は，画像検査を行い総合的に診断する．

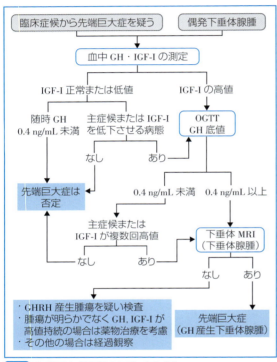

図1 先端巨大症診断のアルゴリズム
〔文献1より引用〕

1 概要

先端巨大症の診断と治療の手引きは厚生労働省の間脳下垂体機能障害に関する調査研究班により策定されているが，2016年度に改訂されている[1]．本症の診断には，まずは臨床症状から疑うことが重要である．

2 診断の手引き

先端巨大症の診断は先端巨大の症状（主症候：手足の容積の増大，先端巨大様顔貌，巨大舌）を呈し，内分泌学的に GH 分泌過剰と下垂体に腺腫の存在を証明することによりなされる（図1）．

先端巨大症は前述の主症候に加えて，発汗過多，頭痛，視野障害，女性における月経異常，睡眠時無呼吸症候群，耐糖能異常，高血圧，咬合不全の副症候から疑うことが重要である．

GH 過剰を評価する内分泌機能検査である 75 g 経口ブドウ糖負荷試験（oral glucose tolerance test：OGTT）によって GH が正常域（0.4 ng/mL 未満）までに抑制されないこと，および血中 IGF-I の高値を確認する．血中 IGF-I の高値は本症の診断に有用であるが，IGF-I は加齢により減少するので，年齢別・性別基準値[2]と比べて判読しなければいけない．栄養障害，肝疾患，腎疾患，甲状腺機能低下症，コントロール不良の糖尿病などが合併すると血中 IGF-I が高値を示さないことがあるので注意を要する．本症では TRH や LHRH 試験での GH の増加，ブロモクリプチン試験での GH の減少などの奇異反応が認められ，診断の参考にされている．

診断には上記症状と内分泌機能検査に加えて，画像検査として MRI または CT で下垂体腺腫の所見を認めることが必要である．下垂体腺腫が認められない場合は異所性腫瘍を疑って検査する．その他，手足（手指末節骨の花キャベツ様肥大変形，足底部軟部組織厚 heel pad の増大＝22 mm 以上）の単純 X 線の異常も参考となる．

最近，偶発腫として見つけられた下垂体腺腫のなかで臨床症状が軽微な本症が見出されており，下垂体腺腫の症例では血中 IGF-I を測定することが重要である．また，OGTT で GH が正常域に抑制される症例も報告されている．このような観点から，手引きでは本症を見逃さないために，OGTT で GH が正常域に抑制されたり，臨床症候が軽微な場合でも，IGF-I が高値の症例は画像検査を行い総合的に診断すると附記されている．

文献

1) 島津　章：先端巨大症および下垂体巨人症の診断の手引き　厚生労働科学研究費補助金難治性疾患等政策研究事業　間脳下垂体機能障害における診療ガイドライン作成に関する研究　平成28年度総括研究報告書．2017；21-23．
2) 島津　章，他：日本人成人における血中インスリン様成長因子-I 濃度の基準範囲について．ホルモンと臨床 2007；**55**：393-399．

第2章 視床下部・下垂体疾患——A 先端巨大症

2 75 g 経口ブドウ糖負荷試験

橋本真紀子

≫ 臨床医のための Point ▶▶▶

1 先端巨大症の確定診断に必要な検査である.
2 空腹時血糖 200 mg/dL 以上の糖尿病を合併している症例では行わない.

前処置	・高血糖がないかを確認
当日の準備	・内分泌機能検査用セット(p.5) ・ブドウ糖(トレーラン®G 液 75g)1 本
実施方法	・外来または入院で実施 ・早朝空腹時,安静臥床 30 分以上で実施 ・トレーラン®G 服用前,30,60,120 分後に採血・採尿する

	前	30	60	120(分)
GH	○	○	○	○
血糖	○	○	○	○
IRI	○	○	○	○
尿糖	○	○	○	○

判定基準	・健常者:GH は< 1 ng/mL(ほとんど 0.4 ng/mL 未満)に抑制される ・先端巨大症:GH は≧ 1 ng/mL
副作用・対処法	・高血糖,事前の血糖コントロールに留意する

1 目的

先端巨大症において GH の分泌過剰症を診断する.また,糖尿病,耐糖能異常の合併を診断する.

2 原理

健常者では血糖上昇を脳内グルコレセプターが感知し,ソマトスタチン分泌の促進および GHRH 分泌を抑制することにより GH 分泌は抑制される.しかし先端巨大症では糖負荷による GH 分泌は正常域(1 ng/mL 未満)には抑制されない.

3 事前の処置

空腹時血糖,HbA1c にて高血糖の確認を行う.

4 当日の準備

内分泌機能検査用セット(p.5),ブドウ糖(トレーラン®G 液 75 g)1 本.

5 実施方法

外来または入院で実施する.早朝空腹時,生理食塩水をつないだ翼状針を留置して血管を確保し,30 分以上安静臥床する.原則,当日検査前の服薬は行わない.前採血(血糖,IRI,GH),採尿後,トレーラン®G 1

本を服用し,30,60,120 分後に採血・採尿する.

6 判定基準

ブドウ糖負荷後 120 分以内の GH が 1 ng/mL 未満に抑制されなければ陽性と判断する[1].

7 感度・特異度

不明.

8 実施に注意を要する例

空腹時血糖 200 mg/dL 以上の糖尿病患者では本試験は通常行わない.糖尿病,肝疾患,腎疾患,若年では偽陰性を示すことがある.

9 副作用・対処法

先端巨大症では高血糖を合併する可能性があるため,事前にコントロール不良の糖尿病を確認する.

文献

1) 大磯ユタカ:先端巨大症および下垂体性巨人症の診断と治療の手引き(平成 24 年度改訂).厚生労働科学研究費補助金難治性疾患克服研究事業 間脳下垂体機能障害に関する調査研究班 平成 24 年度総括・分担研究報告書. 2014.

第 2 章　視床下部・下垂体疾患——A　先端巨大症

3 ブロモクリプチン試験

橋本真紀子

≫ 臨床医のための Point ▸▸▸

1 先端巨大症では GH の奇異性低下を認め，補助的診断として用いる.
2 ブロモクリプチン投与後，悪心・嘔吐などの消化器症状，起立性低血圧を認めることがある.
3 治療に用いる場合には治療効果を確認する.

前処置	・特になし
当日の準備	・内分泌機能検査用セット（p.5） ・ブロモクリプチン（パーロデル® 錠 2.5 mg）1 錠
実施方法	・外来または入院で実施 ・早朝空腹時に前採血を行う ・軽い朝食を摂取後にパーロデル® 錠 2.5 mg を服用する．2，4，6，8 時間後に採血，GH を測定 ・治療で用いる場合はさらに 12，24 時間後も採血する ・GH・PRL 同時産生腫瘍では PRL も GH と同時に測定する
判定基準	・健常者：GH は前値より上昇 ・先端巨大症：GH は前値の 1/2 以下に減少する（奇異性低下）
副作用・対処法	・悪心・嘔吐などの消化器症状，起立性低血圧→担当医師の観察，安静

	前	2	4	6	8	(12)	(24 時間)
GH	○	○	○	○	○	(○)	(○)
PRL	○	○	○	○	○	(○)	(○)

1 目的

先端巨大症では GH の奇異性低下を認め，補助的診断として用いられる．またブロモクリプチンによる治療が予定されている場合は，薬剤の効果持続時間を確認する．

2 原理

健常者ではドパミンアゴニストであるブロモクリプチンを内服すると，おもには視床下部の GHRH の分泌を介して GH は増加する．しかし先端巨大症では逆に GH 分泌が抑制されることが多く，これは，GH 産生細胞からの GH 放出を直接的に抑制する[1].

3 事前の処置

特になし.

4 当日の準備

内分泌機能検査用セット（p.5，注射器入生理食塩水，ペアン鉗子は不要），ブロモクリプチン（パーロデル® 錠 2.5 mg）1 錠.

5 実施方法

外来または入院で実施する．早朝空腹時，安静にて前採血を行う．その後，軽く朝食を摂取しブロモクリプチン（パーロデル®）を服用する．GH 分泌に影響しない常用薬であれば一緒に服用してよい．服用 2，4，6，8 時間後に採血し，GH を測定する．GH・PRL 同時産生腫瘍が疑われる場合には PRL も GH と同時に測定する．4 時間以後の飲食は通常通り行ってよい．ブロモクリプチン（パーロデル®）での治療が予定されている場合は 12，24 時間後も採血し，GH を測定する．

6 判定基準

先端巨大症では GH の減少がみられることが多い[2]．前値の 1/2 以下に抑制されると奇異性低下ありと判定する．GH は負荷後 1 〜 2 時間で減少し始め，4 〜 8 時間で最小値をとり，その後徐々に前値に復する．

7 感度・特異度

先端巨大症では 30 〜 65％ の症例で奇異性低下を認める.

8 実施に注意を要する例

起立，排便，排尿時に血圧低下をきたし，立ちくらみを起こすことがある．検査中はできるだけ安静を保つようにする.

9 副作用・対処法

服薬後 4 時間前後で悪心・嘔吐などの消化器症状が出現する場合が多い．検査前に主治医より副作用について説明することで被検者の不安は軽減することが多く，事前の説明が大切である．消化器症状は自然に軽減する場合が多いが，検査に際し必ず担当医師が観察する.

文献

1) Jaffe CA, *et al.*：Acromegaly. Recognition and treatment. *Drugs* 1994；**47**：425-445.
2) Liuzzi A, *et al.*：Decreased plasma growth hormone（GH）levels in acromegalics following CB 154（2-Br-alpha ergocryptine）administration. *J Clin Endocrinol Metab* 1974；**38**：910-912.
3) Cazabat L, *et al.*：Dynamic tests for the diagnosis and assessment of treatment efficacy in acromegaly. *Pituitary* 2008；**11**：129-139.

第2章 視床下部・下垂体疾患——A 先端巨大症

オクトレオチド試験

橋本真紀子

臨床医のための Point ▶▶▶

1. 先端巨大症ではGHの分泌抑制がみられ、治療に用いる.
2. オクトレオチド酢酸塩投与後、嘔吐、胃部不快感、下痢などの消化器症状の副作用を認めることがある.
3. 単回投与である本試験の結果が必ずしも治療効果を反映するとは限らない.

前処置	・特になし
当日の準備	・内分泌機能検査用セット(p.5) ・オクトレオチド酢酸塩(サンドスタチン®)50 µgまたは100 µg
実施方法	・外来または入院で実施 ・早朝空腹時に前採血を行う ・サンドスタチン® 50 µgまたは100 µgを単回皮下注射し、2、4、6、8時間後に採血、GHを測定 ・治療効果の評価目的ではさらに12、24時間後も採血する |	前	2	4	6	8	(12)	(24時間) | |---|---|---|---|---|---|---|---| | GH | ○ | ○ | ○ | ○ | ○ | (○) | (○) |
判定基準	・先端巨大症における治療効果：前値の1/2以下に減少した場合に有効と判定
副作用・対処法	・悪心・嘔吐・下痢などの消化器症状→担当医師の観察

1 目的
先端巨大症を薬剤で治療する場合に、効果判定、持続時間の検討のために行う.

2 原理
オクトレオチドはソマトスタチンアナログである. GH産生細胞上のソマトスタチン受容体(サブタイプ2、5)を介してGH分泌を抑制する[1].

3 事前の処置
特になし.

4 当日の準備
内分泌機能検査用セット(p.5、注射器入生理食塩水、ペアン鉗子は不要)、オクトレオチド酢酸塩(サンドスタチン®)50 µgまたは100 µg.

5 実施方法
外来または入院で実施する. 早朝空腹時、安静にて前採血を行う. その後、朝食を摂取しオクトレオチド酢酸塩を単回皮下注射する. GH分泌に影響しない常用薬であれば一緒に服用してよい. 投与2、4、6、8時間後に採血し、GHを測定する. 飲食は通常通り行ってよい. オクトレオチド酢酸塩での治療が予定されている場合は12、24時間後も採血し、GHを測定する.

6 判定基準
GHは投与後2～4時間で減少し始め、6時間以後増加する症例が多い. 前値の1/2以下に減少すれば治療効果ありと判定する.

7 感度・特異度
先端巨大症では70%の症例でGHが前値の1/2以下に減少する[2].

8 実施に注意を要する例
特になし.

9 副作用・対処法
嘔吐、胃部不快感、下痢などの消化器症状が出現する場合がある. 自然に軽減する場合が多いが、検査に際し必ず担当医師が観察する.

文献
1) Jaffe CA, et al.: Acromegaly. Recognition and treatment. *Drugs* 1994; **47**: 425-445.
2) Cazabat L, et al.: Dynamic tests for the diagnosis and assessment of treatment efficacy in acromegaly. *Pituitary* 2008; **11**: 129-139.

第2章　視床下部・下垂体疾患——A　先端巨大症

5 TRH 試験

橋本真紀子

≫ 臨床医のための Point ▶▶▶

1 奇異反応を認めれば先端巨大症の補助的診断となる.

2 TSH, PRL の分泌能も同時に評価できる.

3 巨大下垂体腺腫を有する例では, 下垂体卒中を生じることがあり注意を要する.

前処置	・MRI にて下垂体腫瘍の大きさと嚢胞性変化の有無を確認
当日の準備	・内分泌機能検査用セット(p.5) ・TRH(TRH 注 0.5 mg またはヒルトニン®0.5 mg 注射液)1 アンプル
実施方法	・外来または入院で実施 ・早朝空腹時, 安静臥床 30 分以上で実施 ・TRH 0.2 mg(0.4 mL)静注前, 30, 60 分後に採血
判定基準	・健常者：GH は変化なし ・先端巨大症：GH が前値の 2 倍以上に増加(奇異反応)する例がある
副作用・対処法	・下垂体卒中(0.1% 未満)→脳外科にコンサルト ・尿意・陰部違和感, 熱感, 悪心など→経過観察

実施方法の表：

	前	30	60(分)
GH	○	○	○
TSH	○	○	○
PRL	○	○	○

1 目的

健常者では TRH に対して GH は増加反応を認めないが, 先端巨大症の約 60% で GH の奇異性増加反応を認め, 補助的診断として用いられる. また, 本試験は TSH, PRL の分泌刺激試験として用いられる.

2 原理

先端巨大症での TRH に対する GH の奇異反応の原理は, いまだ解明されていない.

3 事前の処置

先端巨大症が疑われる場合, 下垂体 MRI にて腫瘍の大きさを確認する.

4 当日の準備

内分泌機能検査用セット(p.5), TRH(TRH 注 0.5 mg またはヒルトニン®0.5 mg 注射液)1 アンプル.

5 実施方法

外来または入院で実施する. 早朝空腹時, 生理食塩水をつないだ翼状針を留置して血管を確保し, 30 分以上安静臥床する. 原則, 当日検査前の服薬は行わない. 前採血(GH, TSH, PRL)後, TRH 0.2 mg(0.4 mL)を約 2 分かけて緩徐に静脈内投与し[1], 30, 60 分後に採血, GH, TSH, PRL を測定する.

6 判定基準

GH が前値の 2 倍以上に増加した場合は奇異反応とする.

7 感度・特異度

先端巨大症の約 60% で TRH に対する GH の奇異反応[2]を認める.

8 実施に注意を要する例

嚢胞変性を伴う巨大下垂体腫瘍では下垂体卒中を起こすことがあるので注意する. 神経性食欲不振症, うつ病, 慢性腎不全でも奇異反応がみられることがあるので留意が必要である.

9 副作用・対処法

一過性の尿意, 違和感, 熱感, 悪心などがあるが経過観察で軽快する. 激しい頭痛を認めた場合は下垂体卒中を疑い, 脳外科にコンサルトする.

文献

1) 紫芝良昌：内分泌機能検査の実際 2002　TRH・TSH・甲状腺ホルモン系. ホルモンと臨床 2002；50(春季増刊)：39-47.

2) Cazabat L, et al.：Dynamic tests for the diagnosis and assessment of treatment efficacy in acromegaly. Pituitary 2008；11：129-139.

第2章 視床下部・下垂体疾患——A 先端巨大症

LHRH 試験

橋本真紀子

臨床医のための Point ▶▶▶

1. 奇異反応を認めれば先端巨大症の補助的診断となる．
2. LH，FSH の分泌能も同時に評価できる．
3. ごくまれに機能検査を契機に下垂体卒中を生じることがあり注意が必要である．

前処置	・特になし
当日の準備	・内分泌機能検査用セット（p.5） ・LHRH（LH-RH 注 0.1 mg）1 アンプル
実施方法	・外来または入院で早朝空腹時に実施 ・LHRH 100 µg 静注前，30，60，90 分後に採血 |	前	30	60	90（分）
---	---	---	---	---
GH	○	○	○	（○）
LH	○	○	○	（○）
FSH	○	（○）	○	○	
判定基準	・健常者：GH は変化なし ・先端巨大症：GH が前値の 2 倍以上に増加（奇異反応）する例がある
副作用・対処法	・下垂体卒中（0.1％ 未満）→ 脳外科にコンサルト ・月経早期発来（0.05％ 未満）→ 経過観察

1 目的

健常者では LHRH（GnRH）に対して GH の増加反応を認めないが，先端巨大症の約 30％ では GH の奇異性増加反応を認め，本試験は補助的診断として用いられる．また，LH，FSH の分泌刺激試験として用いられる．

2 原理

先端巨大症での GnRH に対する GH の奇異反応の原理は，いまだ解明されていない．

3 事前の処置

特になし．

4 当日の準備

内分泌機能検査用セット（p.5），LHRH（LH-RH 注 0.1 mg）1 アンプル．

5 実施方法

外来または入院で実施する．本試験では GH を測定するため，早朝空腹時に検査を行う．生理食塩水をつないだ翼状針を留置して血管を確保し，前採血（GH，LH，FSH）後，LHRH 100 µg（1 mL）を約 2 分かけて緩徐に静脈内投与し，30（GH，LH），60（GH，LH，FSH），90 分後（FSH）に採血する．

6 判定基準

GH が前値の 2 倍以上に増加した場合は奇異反応とする．

7 感度・特異度

先端巨大症の約 30％ で GnRH に対する GH の奇異反応[1]を認める．

8 実施に注意を要する例

妊娠，または妊娠している可能性のある女性へは投与しないことが望ましい．

9 副作用・対処法

月経早期発来などがあるが経過観察で軽快する．激しい頭痛を認めた場合は下垂体卒中を疑い，脳外科にコンサルトする．

文献

1) Cazabat L, et al.：Dynamic tests for the diagnosis and assessment of treatment efficacy in acromegaly. Pituitary 2008；11：129-139.

第2章　視床下部・下垂体疾患——A　先端巨大症

7　CRH 試験

橋本真紀子

▶▶ 臨床医のための Point ▶▶▶

1 奇異反応を認めれば先端巨大症の補助的診断となる.
2 ACTH, コルチゾールの分泌能も同時に評価できる.
3 グルココルチコイド補充療法後に検査を行う場合は, 内服薬の変更に留意する.

前処置	・グルココルチコイド補充中の場合, 製剤の変更			
当日の準備	・内分泌機能検査用セット(p.5) ・CRH(ヒト CRH 静注用 100 μg)1 バイアル, (生理食塩水 1 mL)			
実施方法	・外来または入院で実施 ・早朝空腹時, 安静臥床 30 分以上で実施 ・CRH 100 μg 静注前, 30, 60, 90 分後に採血			

	前	30	60	90(分)
GH	○	○	○	(○)
ACTH	○	○	○	(○)
コルチゾール	○	(○)	○	○

判定基準	・健常者：GH は変化なし ・先端巨大症：GH が前値の 2 倍以上に増加(奇異反応)する例がある
副作用・対処法	・一過性に顔面のほてりなど→経過観察 ・下垂体卒中の可能性(添付文書に記載あり)

1 目的

健常者では CRH に対して GH は増加反応を認めないが, 先端巨大症の約 30％で GH の奇異性増加反応を認め, 補助的診断として用いられる. また, 本試験は ACTH, コルチゾールの分泌刺激試験として用いられる.

2 原理

先端巨大症での CRH に対する GH の奇異反応の原理は, いまだ解明されていない.

3 事前の処置

グルココルチコイドを服用していて中止困難である場合, 投与中のグルココルチコイド製剤を試験前日にデキサメタゾン 0.25 mg 分 1 朝の内服に変更する[1].

4 当日の準備

内分泌機能検査用セット(p.5), CRH(ヒト CRH 静注用 100 μg)1 バイアル, (生理食塩水 1 mL).

5 実施方法

外来または入院で実施する. 早朝空腹時, 生理食塩水をつないだ翼状針を留置して血管を確保し, 30 分以上安静臥床する. 原則, 当日検査前の服薬は行わない. 前採血(GH, ACTH, コルチゾール)後, CRH 100 μg(1 mL)を約 30 秒かけて緩徐に静脈内投与し, 30, 60, 90 分後に採血する.

6 判定基準

GH が前値の 2 倍以上に増加した場合は奇異反応とする.

7 感度・特異度

先端巨大症の約 30％で CRH に対する GH の奇異反応[2]を認める.

8 実施に注意を要する例

プレドニゾロン 5 mg/day, ヒドロコルチゾン 20 mg/day 相当を超える量を使用している場合は, 機能検査を行わずとも視床下部−脳下垂体−副腎皮質(HPA)系は抑制されていると考える.

9 副作用・対処法

静注後 30 分程度まで一過性に頭頸部を中心とした熱感, 紅潮や動悸, 気分不快を生じることがある. 通常, 経過観察でよい.

文献

1) 蔭山和則, 他：副腎不全：診断と治療の進歩 III. 続発性副腎機能低下症の診断　CRH 負荷, ACTH 負荷試験の診断的有用性. 日本内科学会雑誌 2008；**97**：743-746.
2) Colao A, *et al.*：Effect of corticotrophin-releasing hormone administration on growth hormone levels in acromegaly：*in vivo* and *in vitro* studies. *Eur J Endocrinol* 1994：**131**：14-19.

第2章 視床下部・下垂体疾患——B プロラクチノーマ

1 診断基準・アルゴリズム

土井 賢, 平田結喜緒

> **臨床医のための Point ▶▶▶**
> 1. 女性では続発性無月経や乳汁分泌が主症候として重要である.
> 2. 薬剤性・甲状腺機能低下症による高プロラクチン血症を除外する.
> 3. 下垂体画像検査で下垂体性・視床下部性を鑑別する.

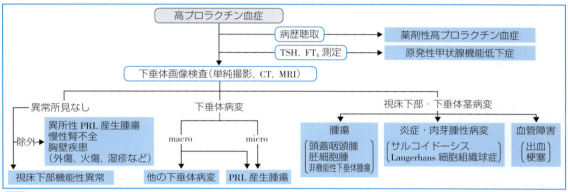

図1 PRL産生腫瘍診断のアルゴリズム〔文献1より作成〕

表1 PRL産生腫瘍診断の手引き

I. 主症候
1. 女性：月経不順・無月経・不妊・乳汁分泌・頭痛・視力視野障害
2. 男性：性欲低下・陰萎・頭痛・視力視野障害

II. 症候
血中PRL基礎値の上昇
複数回測定, いずれも20 ng/mL（測定法により30 ng/mL）以上を確認する

III. 鑑別診断（表2）
1. 薬剤服用：該当薬があれば2週間休薬し, 血中PRL基礎値を再検
2. 原発性副甲状腺機能不全：血中甲状腺ホルモンの低下とTSHの上昇を認める
3. 視床下部—下垂体病変：1, 2を除外したうえでトルコ鞍部の画像検査（単純撮影, CT, MRIなど）を行う
   1) 異常なし
      他の原因（表2の6を検討する）
      該当なければ視床下部機能性異常と診断する
   2) 異常あり
      視床下部・下垂体茎病変：表2の3-2)をおもに画像診断から鑑別する
      下垂体病変：PRL産生腺腫（腫瘍の実質容積と血中PRL値がおおむね相関する）, 他のホルモン産生腫瘍

診断の基準
確実例　IおよびIIを満たすもの
なお, 原因となる病態によって病型分類する

〔文献1より引用〕

表2 高プロラクチン血症をきたす病態

1. 薬物服用
   抗潰瘍薬, 制吐薬（メトクロプラミド, ドンペリドン, スルピリド等）, 降圧薬（レセルピン, α-メチルドパ等）, 向精神薬（フェノチアジン, ハロペリドール, イミプラミン等）, エストロゲン製剤（経口避妊薬等）
2. 原発性甲状腺機能低下症
3. 視床下部・下垂体茎病変
   1) 機能性
   2) 器質性
      (1) 腫瘍（頭蓋咽頭腫, ラトケ囊胞, 胚細胞腫, 非機能性腫瘍など）
      (2) 炎症, 肉芽腫（下垂体炎, サルコイドーシス, Langerhans 細胞組織球症など）
      (3) 血管障害（出血, 梗塞）, (4) 外傷
4. 下垂体病変
   1) PRL産生腺腫, 2) その他のホルモン産生腫瘍
5. マクロプロラクチン血症
6. まれな病変
   1) 慢性腎不全, 2) 胸壁疾患（外傷, 火傷, 湿疹など）,
   3) 異所性PRL産生腫瘍

〔文献1より引用〕

概要

PRL産生腫瘍（プロラクチノーマ）の診断の手引き（図1, 表1）[1]によれば, 高プロラクチン血症を認めた場合, 各種病態の鑑別診断を行う. 病歴聴取により薬剤性, 内分泌機能検査により原発性甲状腺機能低下症を除外し, 画像検査（下垂体MRI）により視床下部・下垂体病変の有無を鑑別する. 複数回の測定でPRL基礎値が100 ng/mL以上の場合, プロラクチノーマは確実である. 下垂体マクロアデノーマによる視床下部障害では, PRL基礎値が腫瘍径に対して比較的低値（< 100 ng/mL）であることが鑑別点となる.

文献

1) 島津 章, 他：プロラクチン（PRL）分泌過剰症の診断と治療の手引き（平成26年度改訂）. 厚生労働科学研究費補助金難治性疾患政策研究事業 間脳下垂体機能障害におけるガイドライン作成に関する研究班.

第2章 視床下部・下垂体疾患——B プロラクチノーマ

2 TRH 試験

土井　賢，平田結喜緒

≫ 臨床医のための Point ▶▶▶

1 プロラクチノーマの補助的診断法として施行する．
2 TRH 投与後 PRL 頂値 2 倍未満でプロラクチノーマの可能性がある．
3 下垂体卒中の誘因となることがあるので注意する．

前処置	・PRL を上昇させる薬剤は 2 週間休薬する
当日の準備	・内分泌機能検査用セット（p.5） ・TRH（TRH 注 0.5 mg）500 μg
実施方法	・入院もしくは外来で実施 ・早朝空腹時に実施（午前 8 時に開始） ・前採血後，TRH 500 μg（200 〜 250 μg）/ 生理食塩水 10 mL を採血路より静脈投与し生理食塩水でフラッシュする．近年は下垂体卒中の可能性に配慮して低用量投与が多い ・前値，30，60，90，120 分後に採血し PRL を測定する
判定基準	・健常者：PRL は前値の 2 倍以上，あるいは ≧ 30 ng/mL に上昇 ・プロラクチノーマ：PRL の頂値が前値の 2 倍未満でプロラクチノーマの可能性
副作用・対処法	・頭痛，下垂体卒中→後者は脳外科にコンサルテーション

	前	30	60	90	120（分）
PRL	○	○	○	○	○

1 目的

プロラクチノーマでは TRH に対する PRL の反応性が低下していることから，プロラクチノーマと機能性（薬剤性あるいは特発性）高プロラクチン血症との鑑別に用いられる[1,2]．

2 原理

正常では PRL の分泌はおもに視床下部からのドパミンにより抑制性に調節されている．TRH は PRL 上昇作用が知られているが，その生理的な意義は不明である．プロラクチノーマでは TRH に対する PRL の反応性が低下しており，TRH 試験はプロラクチノーマと機能性高プロラクチン血症との鑑別に有用であると位置づけられていた．画像診断の進歩で両者の間にはオーバーラップが多いことが判明し，現在は補助的な検査法として位置づけられている[3,4]．

3 事前の処置

薬剤の影響を排除するため，PRL を上昇させる薬剤は 2 週間休薬する．

4 当日の準備

PRL はストレスにより上昇するため，あらかじめ採血路を確保しておく．

5 実施方法

入院で実施（外来でも実施可能）．早朝空腹時（午前 8 時に開始），前採血（PRL 測定）後，TRH 500 μg（近年は 200 〜 250 μg）/ 生理食塩水 10 mL を採血路より静脈投与し生理食塩水でフラッシュする．30，60，90，120 分後に採血し PRL を測定する．

6 判定基準

正常では前値の 2 倍以上，あるいは 30 ng/mL 以上に上昇する．頂値が前値の 2 倍未満でプロラクチノーマの可能性あり．

7 感度・特異度

プロラクチノーマ（18 例）に対する検討では，PRL の増加度は 96.2 〜 482％ で，感度は 67％（18 例中 12 例）[5]．

8 実施に注意を要する例

巨大下垂体腺腫では下垂体卒中の誘因となることがあるので，最近は TRH 200 〜 250 μg に減量し，注意深く行うことが推奨されている．

9 副作用・対処法

頭痛，下垂体卒中の出現に留意し，実施中は注意深く観察する．適宜，脳外科にコンサルテーションする．

文献

1) Shangold GA, *et al.*：Hyperprolactinaemia：comparison of thyrotropic-releasing hormone and tomography. *Obstet Gynecol* 1984；**63**：771-775.
2) Assies J, *et al.*：The value of an intravenous TRH test for the diagnosis of tumoural prolactinaemia. *Acta Endocrinol* 1980；**94**：439-449.
3) Casanueva FF, *et al.*：Guidelines of the Pituitary Society for the diagnosis and management of prolactinomas. *Clin Endocrinol*（*Oxf*）2006；**65**：265-273.
4) Melmed S, *et al.*：Diagnosis and treatment of hyperprolactinemia：an Endocrine Society Clinical Practice guideline. *J Clin Endocrinol Metab* 2011；**96**：273-288.
5) 土井　賢，他：プロラクチノーマにおける内分泌検査の意義．日本内分泌学会雑誌 2009；**85**（Suppl）：93-95.

第2章 視床下部・下垂体疾患――B プロラクチノーマ

ブロモクリプチン試験

土井 賢，平田結喜緒

>> 臨床医のための Point ▶▶▶

1. プロラクチノーマに対するブロモクリプチンの治療効果判定目的で施行する．
2. プロラクチノーマの80～90%で，PRLは前値の50%未満に抑制される．
3. 消化器症状（悪心・嘔吐），頭痛の出現に注意する．

前処置	・PRLを上昇させる薬剤（メトクロプラミド，ドンペリドン，スルピリド，レセルピン等）は2週間休薬する
当日の準備	・内分泌機能検査用セット（p.5） ・ブロモクリプチン（パーロデル® 錠2.5 mg）1錠
実施方法	・入院もしくは外来で実施 ・朝食前（午前8時に開始），前採血後，ブロモクリプチン（パーロデル®）2.5 mg内服 ・前値，内服後60分ごとに6時間まで採血しPRLを測定する ・食事は特に制限しない | | 前 | (1) | 2 | 3 | 4 | 5 | 6（時間）| |---|---|---|---|---|---|---|---| | PRL | ○ | (○) | ○ | ○ | ○ | ○ | ○ |
判定基準	・プロラクチノーマにおける治療効果：PRLが前値の1/2以下に減少した場合に有効と判定
副作用・対処法	・消化器症状（悪心・嘔吐），起立性低血圧，頭痛 ・検査中は安静を保つ（臥位もしくは坐位がのぞましい）．消化器症状が強いときは試験を中止し制吐薬（メトクロプラミド，スルピリドなどのドパミン拮抗薬）投与．激しい頭痛の際は頭部CTで下垂体卒中の有無を確認する

1 目的
ドパミンアゴニストであるブロモクリプチンはPRLの産生抑制・腫瘍縮小効果を有しプロラクチノーマに対する治療薬として用いられる．ブロモクリプチン試験はプロラクチノーマでのブロモクリプチンのPRL抑制効果を判定する試験である．

2 原理
正常ではPRLの分泌はおもに視床下部からのドパミンにより抑制性に調節されている．外因性のドパミンアゴニストにより，D_2 受容体を介して正常細胞および腫瘍細胞からのPRL産生は抑制される．

3 事前の処置
薬剤の影響を排除するため，PRLを上昇させる薬剤（メトクロプラミド，ドンペリドン，スルピリド，レセルピン等）は2週間休薬する．

4 当日の準備
PRLはストレスにより上昇するため，あらかじめ採血路を確保しておく．

5 実施方法
入院で実施（外来でも実施可能）．朝食前（午前8時に開始），前採血後，ブロモクリプチン（パーロデル® 錠2.5 mg）内服．前値，内服後60分ごとに6時間まで採血しPRLを測定する．食事は特に制限しない．

6 判定基準
PRLが前値の1/2以下に減少した場合，治療効果ありと判定する．

7 感度・特異度
プロラクチノーマに対するブロモクリプチンの有効率は80～90%である[1]．

8 実施に注意を要する例
ブロモクリプチン投与後の下垂体卒中発症が報告されており注意する．

9 副作用・対処法
消化器症状（悪心・嘔吐），起立性低血圧，頭痛．検査中は立位可であるが，臥位もしくは坐位でなるべく安静を保つ．消化器症状が強い場合は試験を途中終了し制吐薬（メトクロプラミド，スルピリドなどのドパミン拮抗薬）を投与する．強い頭痛の訴えがあるときは頭部CTを施行し，下垂体卒中の有無を鑑別する．

文献
1) Molitch ME：Medical management of prolactin-secreting pituitary adenomas. *Pituitary* 2002；**5**：55-65.

第 2 章 視床下部・下垂体疾患——C クッシング病（異所性 ACTH 症候群を含む）

1 診断基準・アルゴリズム

平田結喜緒

臨床医のための Point ▶▶▶

1. CD の大部分は下垂体の微小腺腫で，EAS の半数は肺癌（小細胞癌，気管支カルチノイド）による．
2. CD では CRH 試験で反応し，DEX（8 mg）抑制試験では抑制されるが，EAS は通常いずれも反応しない．
3. 頭部 MRI での下垂体腫瘍の検出率は 60 〜 80％ である．
4. CD と EAS の鑑別は IPS・CS サンプリングがゴールドスタンダードで，C/P のステップアップの有無が重要．

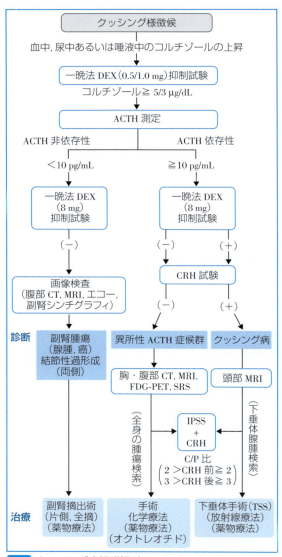

図1 クッシング症候群鑑別のアルゴリズム
〔文献 1 より引用〕

表1 クッシング病の診断基準

I. 主症候
　①特異的症候
　　満月様顔貌
　　中心性肥満または水牛様脂肪沈着
　　皮膚の伸展性赤紫色皮膚線条（幅 1 cm 以上）
　　皮膚の菲薄化および皮下溢血
　　近位筋萎縮による筋力低下
　　小児における肥満を伴った成長遅延
　②非特異的症候
　　高血圧，月経異常，痤瘡（にきび），多毛，浮腫，耐糖能異常，骨粗鬆症，色素沈着，精神異常

上記の①特異的症候および②非特異的症候のなかから，それぞれ一つ以上を認める

II. 検査所見
　①血中 ACTH とコルチゾール（同時測定）が高値〜正常を示す
　②尿中遊離コルチゾールが高値〜正常を示す
　　上記のうち①は必須である

上記の I と II を満たす場合，ACTH の自律性分泌を証明する目的で，III のスクリーニング検査を行う

III. スクリーニング検査
　①一晩法低用量 DEX 抑制試験：前日深夜に低用量（0.5 mg）の DEX を内服した翌朝（午前 8 〜 10 時）の血中コルチゾール値が 5 μg/dL 以上を示す
　②血中コルチゾール日内変動：深夜睡眠時の血中コルチゾール値が 5 μg/dL 以上を示す
　③ DDAVP 試験：DDAVP（4 μg）静注後の血中 ACTH 値が前値の 1.5 倍以上を示す
　④複数日において深夜唾液中コルチゾール値が，その施設における平均値の 1.5 倍以上を示す

①は必須で，②〜④のいずれかを満たす場合，異所性 ACTH 症候群との鑑別を目的に確定診断検査を行う

IV. 確定診断検査
　① CRH 試験：ヒト CRH（100 μg）静注後の血中 ACTH 頂値が前値の 1.5 倍以上に増加する．
　②一晩法高用量 DEX 抑制試験：前日深夜に高用量（8 mg）の DEX を内服した翌朝（午前 8 〜 10 時）の血中コルチゾール値が前値の半分以下に抑制される
　③画像検査：MRI 検査により下垂体腫瘍の存在を証明する
　④選択的静脈洞血サンプリング（海綿静脈洞または下錐体静脈洞）：本検査において血中 ACTH 値の中枢・末梢比（C/P 比）が 2 以上（CRH 刺激後は 3 以上）ならクッシング病，2 未満（CRH 刺激後は 3 未満）なら異所性 ACTH 産生症候群の可能性が高い

【診断基準】
確実例：I．II．III および IV の①，②，③，④を満たす
ほぼ確実：I．II．III および IV の①，②，③を満たす
疑い例：I．II．III を満たす

〔文献 2 より引用〕

1 鑑別診断のポイント

ACTH依存性および非依存性クッシング症候群（Cushing syndrome：CS）の鑑別診断のアルゴリズムを図1に示す[1]．典型的なクッシング様徴候（満月様顔貌，中心性肥満，水牛肩，赤紫色の皮膚線条，皮膚の菲薄化，皮下溢血など），高コルチゾール血症に基づく臨床症状（高血圧，糖尿病，浮腫，筋力低下，骨粗鬆症など）や検査異常（低カリウム血症，代謝性アルカローシス，高コレステロール血症，高血糖など）があれば，血中コルチゾールあるいは尿中遊離コルチゾール（UFC）を測定する．いずれかが高値であれば一晩法低用量（0.5 mg）デキサメタゾン（DEX）抑制試験あるいは深夜の血中コルチゾール測定のスクリーニングを行う[2]．しかし，後者は入院が必要なため，外来で実施可能な前者が勧められる．最近では深夜の唾液中コルチゾールの測定もスクリーニングとして用いられている[3,4]．いずれもコルチゾールの抑制がみられない（≧5 μg/dL），血中ACTHが正常〜高値（≧10 pg/mL）であればACTH依存性CS，低値（＜10 pg/mL）であればACTH非依存性CSと区別される．ACTH非依存性であれば副腎CSであることから副腎病変を画像検索により局在診断する．ACTH依存性CSであれば一晩法高用量（8 mg）DEX抑制試験およびCRH試験を行う．ヒトCRH（100 μg）刺激後のACTH頂値が前値の1.5倍以上，DEX（8 mg）投与後の血中コルチゾールが前値の半分以下であればクッシング病（Cushing disease：CD），いずれもあてはまらなければ異所性ACTH症候群（ectopic ACTH syndrome：EAS）が疑われる．

さらに，選択的下錐体静脈洞（IPS）・海綿静脈洞（CS）サンプリングによってACTHの中枢／末梢比（C/P比）がCRH刺激前・後でそれぞれ2および3以上であればCD，2および3未満であればEASがほぼ確実である．CDは頭部MRIによって下垂体腫瘍の存在を証明すれば確実である（表1）．しかし，微小腺腫であるためその検出率は60〜80％であり，また健常者でも10％に下垂体偶発腫瘍が存在する．

2 EASの画像検査のポイント

EASは全身の画像検査（CT，MRI）を実施して腫瘍検索を行うが，異所性ACTH産生腫瘍の半数以上は肺（肺小細胞癌，気管支カルチノイド）や前縦隔（胸腺腫，カルチノイド腫瘍）に限局することから，胸部を重点的に検索する．しかし，神経内分泌腫瘍（neuroendocrine tumor：NET）は微小な腫瘍のため，画像検査による局在診断は困難なことが多い．このようなNETによる潜在性EASの機能的局在診断法として[^{111}In]標識オクトレオチドを用いたソマトスタチン受容体シンチグラフィ（SRS）が有用である．NETではソマトスタチン受容体サブタイプ（2，4，5型）が主として発現することを利用したものであり，陽性率30〜50％である．ほかに，[^{18}F]FDG-PETや[^{18}F]フルオロドパミン-PET（わが国では未承認）が局在診断に有用な場合もある．

文献

1) 平田結喜緒：Cushing病（異所性ACTH症候群を含む）．成瀬光栄，他（編），内分泌代謝専門医ガイドブック．診断と治療社，2009；80．

2) 厚生労働省間脳下垂体機能障害に関する調査研究班（大磯ユタカ班長）平成21年度総括・分担報告書．Cushing病の診断と治療の手引き．2010；158．

3) Niseman LK, et al.：The diagnosis of Cushing's syndrome：an Endocrine Society of Clinical Practice Guideline. *J Clin Endocrinol Metab* 2008；**93**：1526-1540.

4) Doi M, et al.：Late night salivary cortisol as a screening test for the diagnosis of Cushing's syndrome in Japan. *Endocr J* 2008；**55**：121-126.

▶Commentary：負荷試験の名称について

正確なホルモン測定ができない時代には，何らかの負荷を生体にかけてホルモンの分泌動態を変動させることでその反応性を評価していた．しかしこのような「負荷試験」は患者ばかりではなく検者にも大きな負担であり，加えて検査の精度も高いものではなかった．近年，感度，特異性の高いホルモン測定法が簡便で迅速に実施できるようになり，従来から一般に実施されてきた内分泌機能検査のいくつかの「負荷試験」は行われなくなった．代わって精度の高い標準化された検査法が導入されるようになると，基礎分泌だけでも内分泌疾患の診断が可能となり，内分泌機能検査における「負荷試験」の意義づけも再評価されるようになってきた．「負荷（load）」というと，いかにも身体的に負荷をかけるという印象が強く，患者や専門外医師にも内分泌機能検査に負のイメージを抱かせるものと危惧される．内分泌機能検査は「負荷」試験ではなく，むしろ「刺激」あるいは「抑制」試験と統一して呼称するほうが，正確で理解しやすいといえる．従来から用いられているブドウ糖負荷試験（GTT）やインスリン負荷試験（ITT）などは歴史的に定着しているので現行のまま使用してもよいが，それ以外はできるだけ「負荷」を除くように啓発したい．

（平田結喜緒）

第2章　視床下部・下垂体疾患——C　クッシング病（異所性 ACTH 症候群を含む）

2 デキサメタゾン抑制試験

高橋　裕

▶▶ 臨床医のための Point ▶▶▶

1 クッシング病のスクリーニング，診断，鑑別に重要な検査である．

2 少量 DEX で抑制されれば正常，大量 DEX で抑制されればクッシング病，大量 DEX で抑制されなければ異所性 ACTH 症候群が強く疑われるが，例外もあるため総合的な判断が必要である．

前処置	・特になし
当日の準備	・ACTH，コルチゾール採血，デキサメタゾン（デカドロン®）処方
実施方法	・前日午後 11 時（あるいは就寝前）に少量（0.5 mg）または大量（8 mg）の DEX を内服する．翌朝早朝空腹時（午前 8〜9 時）に血中 ACTH，コルチゾールを測定する

判定基準		少量 DEX（0.5 mg）	大量 DEX（8 mg）
	健常者	コルチゾール＜ 3 µg/dL	抑制あり（少量で抑制されれば不要）
	サブクリニカルクッシング病	抑制されない（3 µg/dL 以上）	抑制あり（前値の 1/2 以下）
	クッシング病	抑制されない（5 µg/dL 以上）	抑制あり（前値の 1/2 以下）
	異所性 ACTH 症候群	抑制されない（5 µg/dL 以上）	抑制されない

副作用・対処方法	・耐糖能異常がある場合には一過性の高血糖に注意．CYP3A4 を誘導する薬剤服用中には偽陽性に注意

1 目的

健常者，クッシング病，異所性 ACTH 症候群の鑑別に用いる．

2 原理

少量 DEX は 1 日コルチゾールの生理的分泌量にほぼ相当し，健常者ではネガティブフィードバックによって抑制される．クッシング病ではグルココルチコイドによるネガティブフィードバックのセットポイントがシフトしているため，少量では抑制されないが，大量で抑制される．

3 事前の処置

特になし．

4 実施方法

前日午後 11 時（あるいは就寝前）に少量（0.5 mg）または大量（8 mg）の DEX を内服する．翌朝早朝空腹時（午前 8〜9 時）に血中 ACTH，コルチゾールを測定する．

5 判定基準

少量 DEX（0.5 mg）でコルチゾール＜ 3 µg/dL であれば自律性分泌は否定的．3 µg/dL 以上 5 µg/dL 未満であればサブクリニカルクッシング病の可能性がある．5 µg/dL 以上であればクッシング病の疑いが強く，大量 DEX 抑制試験で確定検査を行う．大量 DEX 抑制試験はコルチゾール値が前値の 1/2 以下に抑制されたときにクッシング病が，抑制されないときには異所性 ACTH 症候群を考える[1,2]．米国内分泌学会ガイドラインでは 1 mg デキサメタゾン法が用いられ，健常者の血中コルチゾールカットオフ値は 1.8 µg/dL となっている[3]．

6 感度・特異度

大量 DEX 抑制試験におけるクッシング病の感度 82〜89%，特異度 80〜100% との報告がある．一方で異所性 ACTH 症候群の 10% に抑制を認めるため，画像やその他の試験を組み合わせた総合的な判断が必要である．

7 実施に注意を要する例

コルチゾールが著明高値や深刻な合併症を伴っているときには，緊急にコルチゾールを低下させる治療が必要な場合があるため，確定診断のための検査の必要性と治療の緊急性をよく検討する．服用している薬物，特に CYP3A4 を誘導するものは，デキサメタゾンの代謝を促進するため，擬陽性となりやすい（例：抗菌薬リファンピシン，抗てんかん薬カルバマゼピン・フェニトイン，血糖降下薬ピオグリタゾンなど）．

8 副作用・対処方法

糖尿病や感染症を合併している場合には，十分なコントロールを行ってから施行する．高血糖については必要に応じてインスリンなどを使用する．消化管出血，ステロイド精神病をきたしている際は禁忌である．

文献

1) Croughs RJ, et al.：Comparison of oral and intravenous dexamethasone suppression tests in the differential diagnosis of Cushing's syndrome. *Acta Endocrinol*（*Copenh*）1973：**72**：54-62.

2) Suda T, et al.：Evaluation of diagnostic test for ACTH-dependent Cushing's syndrome. *Endocr J* 2009：**56**：469-476.

3) Nieman LK, et al.：The diagnosis of Cushing's syndrome：an Endocrine Society Clinical Practice Guideline. *J Clin Endocrinol Metab* 2008：**93**：1526-1540.

第2章 視床下部・下垂体疾患——C クッシング病（異所性ACTH症候群を含む）

CRH試験

高橋 裕

≫ 臨床医のための Point ▶▶▶

1. CRHは下垂体ACTH産生細胞を直接刺激する．
2. クッシング病と異所性ACTH症候群の鑑別に有用である．
3. 中枢性副腎不全の診断，障害部位の評価にも有用である．

前処置	・特になし
当日の準備	・CRH（ヒトCRH静注用 100 μg）1A
実施方法	・早朝空腹時（午前8〜10時）にヒトCRH 100 μgを30秒かけて緩徐に静注し，投与前，投与後30，60，90，120分に採血 ・ACTH，コルチゾールを測定
判定基準	・健常者：ACTHの頂値は前値の1.5倍以上 ・クッシング病：正常〜過大反応 ・異所性クッシング症候群：無反応 ・副腎性クッシング症候群：無反応
副作用・対処方法	・一過性の顔面のほてり，頸部の緊張，動悸，気分不快などを認めることがあるが経過観察でよい

1 目的

クッシング病と異所性ACTH症候群の鑑別に用いられる．中枢性副腎不全の診断，視床下部か下垂体かの障害部位の評価にも有用である．

2 原理

クッシング病ではCRH受容体が過剰発現していることが多く，よく反応する．一方，異所性ACTH症候群の多くではCRH受容体が発現していないため，反応に乏しい．クッシング病では健常者よりもACTH，コルチゾールともより高い反応性を示す場合が多い．

3 事前の処置

一晩絶食後の午前中に，30分以上安静臥床後に行う．

4 実施方法

早朝空腹時に行う．ヒトCRH 100 μgを静注し，投与前，投与後30，60，90，120分に採血し，ACTH，コルチゾールを測定する．痛みなどのストレスを避けるために採血は留置針から行う．

5 判定基準

ACTHが基礎値の1.5倍以上に上昇すれば反応ありと判断し，下垂体からのACTH分泌能は正常である．クッシング病においては90％以上が1.5倍以上に上昇する一方，異所性ACTH症候群では通常反応しない．中枢性副腎不全の診断，障害部位の評価の基準は他項を参照．

6 感度・特異度

わが国の報告では，CRH試験のクッシング病における感度，特異度はそれぞれ96％，73％とされている[1]．一方で異所性ACTH症候群でも27％で反応を認めることがあるので注意が必要である．コルチゾールが1.2倍よりも反応した場合の感度91％，特異度95％であり，クッシング病診断の参考になるが，一般にACTHが判定に用いられている[2]．

7 実施に注意を要する例

著しい高コルチゾール血症を示すクッシング病では反応が乏しい場合がある．また異所性ACTH症候群，特に気管支カルチノイドなどで反応を示すものもあるため，画像や他の試験との総合的な判断が必要な場合がある．

8 副作用・対処方法

投与後一過性の顔面のほてり，頸部の緊張，動悸，気分不快が出現することがあるが重篤なものはない．下垂体腫瘍が大きい場合にまれに下垂体卒中を誘発する可能性が示唆されているため，患者への説明をしておくことが望ましいとともに，突然の激しい頭痛，嘔吐や視力視野障害を認めたときには下垂体卒中を疑い頭部CTを施行する．

文献

1) Suda T, et al.: Evaluation of diagnostic test for ACTH-dependent Cushing's syndrome. Endocr J 2009; 56; 469-476.
2) Chrousos GP, et al.: The corticotropin-releasing factor stimulation test. An aid in the evaluation of patients with Cushing's syndrome. N Engl J Med 1984; 310; 622-626.

第2章　視床下部・下垂体疾患——C　クッシング病（異所性 ACTH 症候群を含む）

4 DDAVP 試験

高橋　裕

≫ 臨床医のための Point ▸▸▸

1. 健常者や偽性クッシング症候群では増加反応を認めないが，クッシング病では 1.5 倍以上に反応する．
2. まれに異所性 ACTH 症候群でも反応を認めることがある．

前処置	・特になし
当日の準備	・静注用 DDAVP 4 µg 1A
実施方法	・早朝空腹時（午前 8 ～ 10 時）に静注用 DDAVP 4 µg を静注し，投与前，投与後 30，60，90，120 分に採血 ・ACTH，コルチゾールを測定
判定基準	・健常者：ACTH の頂値は前値の 1.5 倍未満 ・クッシング病：ACTH の頂値は前値の 1.5 倍以上 ・異所性クッシング症候群：ACTH の頂値は前値の 1.5 倍未満，カルチノイドではまれに反応することがある
副作用・対処方法	・特になし

1 目的

クッシング病と偽性クッシング症候群（肥満，うつ病，アルコール多飲など），異所性 ACTH 症候群との鑑別に用いる．

2 原理

DDAVP は抗利尿ホルモンであるバゾプレシンの誘導体で V2，V1b 受容体アゴニストである．バゾプレシンと同様，腎尿細管の V2 受容体を介して水の再吸収を促進するため中枢性尿崩症の治療目的で用いられる．クッシング病では，V1b 受容体あるいは V2 受容体を発現しており，それらを介して ACTH 分泌促進作用を認める．

3 事前の処置

検査前には水分を過剰に摂取しないようにする．

4 実施方法

早朝空腹時に行う．静注用 DDAVP 4 µg/mL/1A を静注し，投与前，投与後 30，60，90，120 分に採血し，ACTH，コルチゾールを測定する．痛みなどのストレスを避けるために採血は留置針から行う．

5 判定基準

健常者：ACTH の頂値は前値の 1.5 倍未満．

クッシング病：ACTH の頂値は前値の 1.5 倍以上（コルチゾール 20 ～ 36% 以上の増加もあるが，一般的に ACTH が用いられている）．

異所性クッシング症候群：ACTH の頂値は前値の 1.5 倍未満，カルチノイドではまれに反応することがある．

6 感度・特異度

わが国の報告では，DDAVP 試験に対して，健常者では反応しないのに対して，クッシング病において 86%（ミクロアデノーマは 90%）が反応するが，異所性 ACTH 症候群でも 44% が反応することから，異所性 ACTH 症候群に対する特異度は高くない．

7 実施に注意を要する例

DDAVP（デスモプレシン）は検査薬としての保険適用はなく，静注用は血友病，点鼻薬は中枢性尿崩症の治療薬として認可されている．また欧米では DDAVP 10 µg が用いられている．感度・特異度がそれほど高くない点，日本では DDAVP が検査薬としての保険適用ではないことから，クッシング病の確定診断には必須とされていないが，診断の参考になる可能性のある症例については適切に考慮する．

8 副作用・対処方法

一過性の顔面のほてり，頻脈，血圧低下，頭痛，腹痛，軽度の体重増加を認めることがあるが経過観察でよい．

文献

1) Suda T, *et al.*：Evaluation of diagnostic test for ACTH-dependent Cushing's syndrome. *Endocr J* 2009；**56**；469-476.
2) Nieman LK, *et al.*：The diagnosis of Cushing's syndrome：an Endocrine Society Clinical Practice Guideline. *J Clin Endocrinol Metab* 2008；**93**；1526-1540.

第 2 章 視床下部・下垂体疾患――C クッシング病（異所性 ACTH 症候群を含む）

日内変動

土井　賢

> **臨床医のための Point ▶▶▶**
> 1. クッシング病のスクリーニングとして用いられる．
> 2. 採血時にストレスを与えないよう留意する．

前処置	・特になし
当日の準備	・内分泌機能検査用セット（p.5） ・静脈留置カテーテル
実施方法	・入院で実施 ・早朝空腹時（午前 6 〜 9 時），夕方（午後 4 〜 5 時），深夜（午後 11 時〜午前 0 時） ・安静臥位 30 分以上で実施 ・採血し血中 ACTH, コルチゾールを測定する |	早朝空腹時 （午前 6 〜 9 時）	夕方 （午後 4 〜 5 時）	深夜 （午後 11 時〜午前 0 時） | |---|---|---|---| | ACTH | ○ | （○） | ○ | | コルチゾール | ○ | （○） | ○ |
判定基準	・健常者：ACTH, コルチゾールの日内変動は早朝にピーク 　　　　　深夜血中コルチゾール＜ 5 µg/dL ・クッシング症候群：深夜血中コルチゾール≧ 5 µg/dL
副作用・対処法	・特になし

1 目的
クッシング病における ACTH の自律性分泌の有無を判定し，診断のスクリーニングとして行われる．

2 原理
正常では ACTH，コルチゾールは早朝に高値となり，深夜に低値となる日内変動をきたす．
クッシング病や異所性では自律的 ACTH 分泌により日内変動が消失する．

3 事前の処置
特になし．

4 当日の準備
内分泌機能検査用セット（p.5）．深夜の採血には静脈留置カテーテルを用いることが望ましい．

5 実施方法
早朝空腹時（午前 6 〜 9 時），夕方（午後 4 〜 5 時），深夜（午後 11 時〜午前 0 時）の 3 回（場合によっては，早朝・深夜の 2 回），安静臥位 30 分以上経過後に採血する．採血時に穿刺時痛などのストレスを与えないよう留意する．深夜の採血は入眠中でも可能である．検体は氷冷した EDTA 採血管に入れ，直ちに血漿分離し－20℃以下に保存する．

6 判定基準
正常では ACTH，コルチゾールは早朝にピーク，深夜に底値となり，深夜の血中コルチゾールは 5 µg/dL 未満である．クッシング症候群では ACTH，コルチゾールの日内変動は消失し，深夜の血中コルチゾールは 5 µg/dL 以上となる．

7 感度・特異度
偽性クッシング症候群（うつ病，アルコール多飲など），夜間勤務者では夜間コルチゾール高値を呈することがあり鑑別が重要となる．クッシング病と偽性クッシング症候群を対象とした検討では，夜間／早朝コルチゾール比＞ 0.67 をカットオフとすると感度 87％，特異度 100％，夜間コルチゾール＞ 8.8 µg/dL をカットオフとすると感度 98％，特異度 95％ と報告されている[1]．他の報告では，午前 0 時のコルチゾール＞ 7.5 µg/dL をカットオフとすると感度 98％，特異度 100％ と報告されている[2]．

8 実施に注意を要する例
採血時にストレスがあると結果に影響する．感染・手術後などのストレス状態にあると ACTH, コルチゾールは高値を示す．

9 副作用・対処法
特になし．

文献
1) Alwani RA, et al.：Differentiating between Cushing's disease and pseudo-Cushing's syndrome：comparison of four tests. *Eur J Endocrinol* 2014；**170**：477-486.
2) Papanicolaou DA, et al.：A single midnight serum cortisol measurement distinguishes Cushing's syndrome from pseudo-Cushing states. *J Clin Endocrinol Metab* 1998；**83**：1163-1167.

第2章　視床下部・下垂体疾患——C　クッシング病（異所性 ACTH 症候群を含む）

6 唾液コルチゾール

土井　賢

≫ 臨床医のための Point ▶▶▶

1. クッシング症候群のスクリーニングとして用いられる.
2. 非ストレス下でのコルチゾール測定が可能である.

前処置	・特になし
当日の準備	・唾液採取キット（Salivette® kit：Sarstedt 社，Saliva Collection Aid：Salimetrics 社など）を準備
実施方法	・外来または入院で実施 ・深夜（午後 11 時〜午前 0 時）の唾液を採取 ・唾液中のコルチゾールを測定する
判定基準	・複数日の深夜唾液コルチゾールが，その施設における平均値の 1.5 倍以上（既報では ≧ 0.13 〜 0.55 μg/dL）[1] を示す場合，クッシング症候群のスクリーニング検査陽性とする
副作用・対処法	・特記事項なし

1 目的

夜間唾液コルチゾール測定は，コルチゾールの自律的分泌を判定する目的で，クッシング症候群のスクリーニング検査として行われる.

2 原理

唾液コルチゾールは血中遊離コルチゾールを反映して，血中の変動とすみやかに連動する．外来での自己採取が可能で，室温で 1 週間程度保存可能である．採血と異なり採取時の侵襲がなく，自宅での非ストレス下，夜間安静時でのコルチゾール測定が可能である.

3 事前の処置

サンプル採取前の 1 時間は食事をとらず，採取前に砂糖・酸性度が高い食品，カフェイン含有量が高い食品を避ける．採取の 10 分前までに水で口をすすいで食物残渣を除去し，以降は経口摂取を控えて行う.

4 当日の準備

唾液採取キット（Salivette® kit：Sarstedt 社，Saliva Collection Aid：Salimetrics 社など）が市販されている.

5 実施方法

流涎法もしくはスワブ法を用いて，唾液 1 mL を採取する.

① 流涎法：自然に流涎した唾液を数分間口腔内に蓄え，十分量貯留させ採取キットもしくはストローを介して直接チューブに回収する.

② スワブ法：口の中に綿またはポリマー素材のロールを入れ，数分間咀嚼し唾液を含ませる．2 重のキャップがついた専用容器に回収後，遠心し，唾液を回収する．検体は室温で保管可能だが，回収までは冷蔵庫で 4℃で保管する.

回収した唾液を用いてコルチゾールを測定する．保管する場合は － 20℃保存する.

6 判定基準

本邦におけるクッシング病の診断基準では，複数日の深夜唾液中コルチゾールが，その施設における平均値の 1.5 倍以上を示す場合[2] をスクリーニング陽性としている．米国内分泌学会では 2 回以上の測定で 0.145 μg/dL 以上を陽性としている[3].

7 感度・特異度

クッシング症候群を対象としたこれまでの報告では，夜間唾液コルチゾール値 0.13 〜 0.55 μg/dL をカットオフ値とすると，感度 92 〜 100%，特異度 93 〜 100% と報告されている[1].

一方，サブクリニカルクッシング症候群を対象とした検討では，感度（31.3 〜 100%），特異度（50 〜 81.8%）はクッシング症候群より低く，報告によりばらつきがある[3].

8 実施に注意を要する例

特になし.

9 副作用・対処法

特になし.

▌文献▐

1) Doi M, et al.：Late-night salivary cortisol as a screening test for the diagnosis of Cushing's syndrome in Japan. *Endocr J* 2008；**55**：121-126.
2) Sakihara S, et al：Evaluation of plasma, salivary, and urinary cortisol levels for diagnosis of Cushing's syndrome. *Endocr J* 2010；**57**：331-337.
3) Nieman LK, et al.：The diagnosis of Cushing's syndrome：An Endocrine Society Clinical Practice Guideline. *J Clin Endocrinol Metab* 2008；**93**：1526-1540.
4) Tateishi Y, et al.：Evaluation of salivary cortisol measurements for the diagnosis of subclinical Cushing's syndrome. *Endocr J* 2012；**59**：283-289.

第2章 視床下部・下垂体疾患──C クッシング病（異所性ACTH症候群を含む）

下錐体静脈洞サンプリング

山田正三

> **臨床医のためのPoint**
> 1. ACTH依存性クッシング症候群の症例で，内分泌検査，画像検査にて下垂体性か異所性かの鑑別が困難な場合に，その鑑別を目的に行う侵襲的検査．
> 2. 両側大腿静脈から両側下錐体静脈洞（IPS）にカテーテルを挿入し，CRH負荷後に両側IPS，末梢血管から同時に0，3，5，10分後に採血を行い，ACTH，PRL値を測定する．

前処置	・脳血管撮影に準じるが，実施医（脳外科，放射線科）から指示をもらう
実施方法	・通常1泊2日の入院 ・両側大腿静脈からカテーテルを挿入し，その先端を下錐体静脈洞（IPS）に留置する．同時に前腕の皮静脈を確保する ・CRH（100 μg）静注前（3），0分，静注後3，5，10分に両側IPS，肘皮静脈（末梢血）の計3か所から同時に採血する ・得られた検体はレニン管に入れ氷冷下に検査室へ．ACTH，PRLを測定する
判定基準	・各検体のACTH値を測定し，中枢/末梢比（C/P比）を比較する ・CRH刺激前値のC/P比≧2，刺激後頂値のC/P比≧3のいずれかを満たせばクッシング病と診断 ・上記を満たさない場合で血流還流異常があると判断された場合にはPRL値での補正を行う
副作用・対処法	・一般には安全な検査であるが，検査時耳痛，頭痛を訴えることが多い ・極めてまれに肺塞栓，くも膜下出血，脳幹障害などの重篤な合併症を生じる

1 目的
ACTH依存性クッシング症候群の症例で，内分泌検査，画像検査にて下垂体性か異所性かの鑑別が困難な場合に，その鑑別を目的に行う侵襲的検査．

2 事前の処置
実際の手技は脳外科，放射線科の医師が行うため，事前に状況を説明して検査を依頼する．原則1泊2日の入院にて検査を行う．6～10歳以下の小児では全身麻酔下で，それ以上は局所麻酔下に施行する．

3 当日の準備
脳血管撮影に準じた術前準備を行う．

4 実施方法
両側大腿静脈からSeldinger法にて親カテーテルを挿入．それよりマイクロカテーテルを挿入し，その先端を両側海綿静脈洞（CS），あるいは下錐体静脈洞（IPS）に留置する．前者の場合を海綿静脈洞サンプリング（CSS），後者を下錐体静脈洞サンプリング（IPSS）とよぶ．現在はCRH負荷での両側IPSSが国際標準となっている[1]．同時に末梢血採血のため前腕の皮静脈を確保する．CRH（100 μg）静注前（3），0分，静注後3，5，10分に採血，同時に肘皮静脈（末梢血）の計3か所から各2 mLをレニン管に採血し，氷冷下に検査室に届けACTH，PRLを測定する．また採血は3人の術者にて同時にゆっくり同じ時間をかけて行うのが望ましい．CRHでACTHの反応が不良でデスモプレシンに反応する場合にはDDAVP注4 μgを用いる[1]．

5 判定基準
各検体のACTH値を測定し，中枢/末梢比（C/P比）を比較する．CRH刺激前値のC/P比≧2，刺激後頂値のC/P比≧3のいずれかを満たせばクッシング病と診断．いずれも満たさない場合には，ACTH高値側の負荷前の中枢PRL値/末梢PRL値を算出し＞1.8の場合には，異所性ACTH産生腫瘍と診断する．一方≦1.8の場合には，静脈還流異常が影響しているとの判断でPRL値での補正値を算出し判断する[1]．また左右のACTH値比が≧1.4の場合には高いほうの側の腫瘍局在が推測される．

6 感度・特異度
感度88～100%，特異度67～100%で偽陰性，偽陽性も報告されている[1]．左右の局在についても正診率50～100%と報告されている[1]．

7 実施に注意を要する例
周期性クッシング症候群では寛解期には施行しない．メトピロン®内服患者などでは検査前にこれらの薬剤を中止しておく必要がある．

8 副作用・対処法
安全な検査であるが，検査時耳痛，頭痛を訴えることが多い．最も多い合併症はカテーテル挿入部の血腫（3～4%），極めてまれではあるが（0.2～0.5%），肺塞栓，くも膜下出血，脳幹障害が報告されている[1]．

文献
1) 山田正三：下錐体静脈洞・海綿静脈洞サンプリング．平田結喜緒，他（編），下垂体疾患診療マニュアル．改訂2版，診断と治療社，2016；102-105．

第2章　視床下部・下垂体疾患——D　サブクリニカルクッシング病

1 診断基準・アルゴリズム

蔭山和則，照井　健，大門　眞

▶▶ 臨床医のための Point ▶▶▶

1 コルチゾールの自律分泌を認めながら特異的症候がみられない軽度の状態を，サブクリニカルクッシング症候群とよぶ.

2 サブクリニカルクッシング病では，下垂体偶発腫瘍として発見されることが多い.

3 下垂体腺腫からの ACTH 自律分泌に依存するコルチゾールの分泌異常を証明する.

4 一晩少量デキサメタゾン(0.5 mg)抑制試験によって，血中コルチゾール 3 μg/dL 以上であればサブクリニカルクッシング病を疑う.

1 概要

　クッシング症候群とは，慢性的なグルココルチコイド過剰状態(高コルチゾール血症)によって特異的身体徴候を呈する病態の総称である．ACTH 産生下垂体病変によるクッシング症候群をクッシング病という．クッシング病は，ほとんどが径 10 mm 以下の下垂体微小腺腫による．クッシング病は，ACTH 産生下垂体腺腫から ACTH が過剰に分泌され，副腎皮質を刺激して，コルチゾールなどの副腎皮質ステロイドが過剰に分泌されることで，症状が惹起される.

　高コルチゾール血症は多数の症候をもたらすが，これらはクッシング症候群に特徴的な症候(Cushingoid features)と非特徴的な症候に分けられる．満月様顔貌，中心性肥満または水牛様脂肪沈着，皮膚の伸展性赤紫色皮膚線条，皮膚の菲薄化および皮下溢血，近位筋萎縮による筋力低下が特徴的症候である．高血圧，月経異常，坐瘡(にきび)，多毛，浮腫，耐糖能異常，骨粗鬆症，色素沈着，精神異常は非特徴的症候である.

　症状の出揃った例から，ごく軽微な特異的症候が少数認められる例まで多彩である．コルチゾールの自律分泌を認めながら特異的症候がみられない軽度の状態を，サブクリニカル(またはプレクリニカル)クッシング症候群とよぶ[1]．下垂体腺腫からの ACTH 自律分泌に依存するサブクリニカルクッシング症候群を，サブクリニカルクッシング病とよぶ[2].

2 診断の手引き

　サブクリニカルクッシング病診断のための検査は，クッシング病と同様である[3]（クッシング病の診断基準は p.36 参照）.

　クッシング病では，特異的症候から疾患を疑うが，サブクリニカルクッシング病では特異的症候を欠くため，下垂体偶発腫瘍として発見されることが多い．非特徴的症候やメタボリック症候群が発見のきっかけになることもある.

　クッシング病が疑われて，同時測定された高値〜正常の血中 ACTH とコルチゾール値を示す．クッシング病では，尿中遊離コルチゾールが高値を示す．サブクリニカルクッシング病では，正常域にとどまるものもある.

　クッシング病の診断と治療の手引きにあるスクリーニング検査では，ACTH 依存性のコルチゾール自律性過剰分泌を証明し，偽性クッシング症候群を除外することを目的とする．一晩少量デキサメタゾン抑制試験は，クッシング病のスクリーニングには不可欠とされる．スクリーニング検査としての感度を上げる目的で，デキサメタゾン 0.5 mg の少量が採用されている．血中コルチゾール 3 μg/dL 以上でサブクリニカルクッシング病を疑い，5 μg/dL 以上では顕性クッシング病の可能性が高い.

文献

1) Yanase T, et al.：New diagnostic criteria of adrenal subclinical Cushing's syndrome：opinion from the Japan Endocrine Society. *Endocr J* 2018；**65**：383-393.

2) Kageyama K, et al.：Pathophysiology and treatment of subclinical Cushing's disease and pituitary silent corticotroph adenomas. *Endocr J* 2014；**61**：941-948.

3) Kageyama K, et al.：Evaluation of the diagnostic criteria for Cushing's disease in Japan. *Endocr J* 2013；**60**：127-135.

第2章 視床下部・下垂体疾患――D サブクリニカルクッシング病

デキサメタゾン抑制試験

蔭山和則，照井 健，大門 眞

▶▶ 臨床医のための Point ▶▶▶

1. 本試験には，一晩法を使用する．
2. 少量デキサメタゾン抑制試験は，スクリーニング検査として有用である．
3. 大量デキサメタゾン抑制試験は，異所性 ACTH 症候群との鑑別に有用である．

前処置	・グルココルチコイド製剤の使用がないか確認する
当日の準備	・内服準備：デキサメタゾン（デカドロン®錠 0.5 mg）1 錠または 16 錠処方 ・翌日採血準備：注射針，採血管，氷冷
実施方法	・内服（1 日目）：午後 11 時に指定量のデカドロン®を内服して就寝 ・採血（2 日目）：早朝空腹時（午前 8～10 時），ベッド上安静 30 分以上で採血．ACTH，コルチゾール測定
判定基準	・サブクリニカルクッシング病：0.5 mg 試験で血中コルチゾール値 3 μg/dL 以上で疑う 8 mg 試験で血中コルチゾール値が前値の 1/2 以下
副作用・対処法	・（一時的な）不眠，消化器症状，高血圧，高血糖

1 目的

少量デキサメタゾン抑制試験は，サブクリニカルクッシング病・クッシング病のスクリーニングには不可欠とされる[1]．下垂体腫瘍からの ACTH 自律分泌によるコルチゾール分泌異常を証明する．一方，大量デキサメタゾン抑制試験は確定診断のために用いられ，異所性 ACTH 症候群との鑑別を目的とする．

2 原理

本疾患では，グルココルチコイドによる ACTH 抑制が不十分となるため，少量デキサメタゾン抑制試験はスクリーニング検査として有用である．また，異所性 ACTH 症候群ではグルココルチコイドによる ACTH 抑制はほとんど認められない症例が多く，一方，本疾患では大量デキサメタゾン抑制試験で抑制されるため，両者の鑑別に有用である．
デキサメタゾンは，コルチゾール測定キットに影響を与えない（交叉性がない）ために使用される．

3 事前の注意・処置

グルココルチコイド製剤の使用がないか，十分に病歴を確認する必要がある．内服以外にも皮膚科外用薬，点鼻薬，吸入薬など幅広く聴取する．使用していた場合は，本試験を延期または中止する．

4 当日の準備

内服準備のため，デキサメタゾン（デカドロン®錠 0.5 mg）1 錠または 16 錠を処方する．内服翌日の採血準備として，注射針，ACTH およびコルチゾール用の採血管を準備する．ACTH 採血管は，氷冷が必要なため保冷容器を用意する．

5 実施方法

内服（1 日目）：午後 11 時に指定量のデカドロン®を内服して就寝する．採血（2 日目）：早朝空腹時（午前 8～10 時），ベッド上安静 30 分以上で採血し，ACTH とコルチゾールを測定する．

6 判定

一晩少量デキサメタゾン抑制試験：スクリーニング検査としての感度を上げる目的で 0.5 mg の少量が採用されている[2]．血中コルチゾール 3 μg/dL 以上でサブクリニカルクッシング病を疑い，5 μg/dL で顕性クッシング病の可能性が高い．血中コルチゾールが十分抑制された場合は ACTH・コルチゾール系の機能亢進はないと判断できる．服用している薬物，特に CYP3A4 を誘導するものは，デキサメタゾンの代謝を促進するため偽陽性となりやすい．米国内分泌学会ガイドラインでは 1 mg デキサメタゾン法が用いられ，血中コルチゾールカットオフ値は 1.8 μg/dL となっている．
一晩大量デキサメタゾン抑制試験：前日深夜に大量（8 mg）のデキサメタゾンを内服し，翌朝（8～10 時）の血中コルチゾール値が前値の半分以下に抑制される．

7 感度・特異度

少量試験の感度はよいが，異所性 ACTH 症候群との鑑別はできない．ACTH 依存性クッシング症候群のスクリーニング検査としては，日本では少量 DST 0.5 mg が 1 mg よりも優れていると考えられる．

8 実施に注意を要する例

大量試験時では血糖値悪化の可能性がある．コントロール不良の糖尿病患者においては，できればコントロールが改善してから慎重に行う必要がある．

9 副作用・対処方

内服当日～翌日の一時的な不眠や消化器症状の訴えが散見されるが，大きな問題となることは少ない．高血圧，高血糖にも注意が必要である．

文献

1) Kageyama K, et al.：Pathophysiology and treatment of subclinical Cushing's disease and pituitary silent corticotroph adenomas. Endocr J 2014；61：941-948.
2) Oki Y, et al.：Development and validation of a 0.5 mg dexamethasone suppression test as an initial screening test for the diagnosis of ACTH-dependent Cushing's syndrome. Endocr J 2009；56：897-904.

第2章 視床下部・下垂体疾患——E TSH産生腫瘍

1 診断基準・アルゴリズム

田上哲也

> **臨床医のためのPoint**
> 1. SITSHが診断の端緒となる．
> 2. 甲状腺ホルモン不応症との鑑別が重要である．
> 3. 多くは1cm以上のマクロアデノーマである．

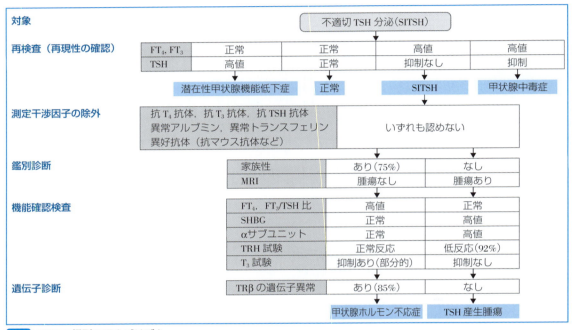

図1 SITSH鑑別のアルゴリズム
〔文献2より引用改変〕

1 概要

TSHの過剰産生を伴う機能性腫瘍で，下垂体腺腫の約1%を占める．88%は1cm以上のマクロアデノーマである[1]．下垂体性甲状腺機能亢進症を示す．すなわち，甲状腺機能亢進症（FT₄やFT₃が高値）であるにもかかわらず，TSHが抑制されていない（正常または軽度高値），いわゆる不適切TSH分泌症候群（the syndrome of inappropriate secretion of TSH：SITSH）状態を呈するのが特徴である．

2 診断の手引き

厚生労働科学研究費補助金難治性疾患克服研究事業間脳下垂体機能障害に関する調査研究班において，TSH産生下垂体腫瘍の診断の手引きが作成され，日本内分泌学会のホームページに公開されている（http://square.umin.ac.jp/endocrine/tebiki/index.html）．図1にWeintraubら[2]が提唱している診断のためのアルゴリズムを示す．

文献
1) Melmed S, et al.：Anterior pituitary. In：Kronenberg HM, et al.（eds），Williams Textbook of Endocrinology. 11th ed, Saunders Elsevier, Philadelphia, 2008；155-262.
2) Beck-Peccoz P, et al.：Thyrotropin-secreting pituitary tumors. Endocr Rev 1996；17：610-638.

第2章　視床下部・下垂体疾患——E　TSH産生腫瘍

2 TRH 試験

田上哲也

≫ 臨床医のための Point ▸▸▸

1 SITSH の鑑別診断の一つとして実施する.
2 大部分の TSH 産生腫瘍では低反応である.
3 下垂体卒中に注意する.

前処置	・MRI で腫瘍の大きさを確認				
当日の準備	・内分泌機能検査用セット(p.5) ・TRH(TRH 注 0.5 mg またはヒルトニン®0.5 mg 注射液)1 アンプル(0.5 mg/mL)				
実施方法	・早朝空腹時, 安静臥床 30 分以上で実施				
		前	30	60	90	120(分)
	TSH	○	○	○	△	○
	PRL	○	○	○	△	○
	T_3 または FT_3	○				○
判定基準	・TSH 産生腫瘍:多くの例で TSH は無反応				
副作用・対処法	・下垂体卒中				

1 目的

TSH 産生腫瘍において, TSH の自律性分泌を確認する.

2 原理

健常者や甲状腺ホルモン不応症では TSH は TRH に反応して増加するが, TSH 産生腫瘍の 92% が TRH に対する反応性を欠く[1].

3 事前の処置

MRI で腫瘍の大きさを確認しておく.

TSH は食事やストレス, 睡眠や運動による影響は少ないが, 日内変動があり夜間(午後 11 時〜午前 5 時)に高くなる. また, 試験に使用する TRH 注射で悪心や嘔吐をきたすことがあるため, 通常の刺激試験と同様に早朝空腹時に行うのが望ましい.

4 当日の準備

プロチレリン(TRH 注 0.5 mg)またはプロチレリン酒石酸塩水和物(ヒルトニン®0.5 mg 注射液)を 1 アンプル.

5 実施方法

200 〜 500 μg(0.4 〜 1 mL)のプロチレリン(TRH 注 0.5 mg)またはプロチレリン酒石酸塩水和物(ヒルトニン®0.5 mg 注射液)を被検者の状態をみながらできるだけゆっくり静注する. 最近は少なめの 200 μg で実施されることが多いが, 下垂体卒中の約半数は 200 μg 以下の量でも起こっている. ただし, そのほとんどは LHRH 試験との併用がある. また TSH 産生腫瘍での報告はまだない[2]. 正常では TSH は 30 分でピークとなるので, 少なくとも 0, 30, 60 分に TSH と PRL を測定する. 0, 120 分に T_3 または FT_3 を測定して TSH の生物活性を推測する.

6 判定基準

健常者では TSH は 30 分にピークがあり, 10 μU/mL 以上となる. PRL は 30 分にピークがあり, 前値の 2 倍以上となる. PRL は通常反応するので陽性コントロールとなる.

7 感度・特異度

成人 TSH 産生腫瘍の 92% で反応しない[1].

8 実施に注意を要する例

鞍上部に達する大きな腺腫では TRH 試験により, まれではあるが下垂体卒中をきたすことがあるので避けたほうがよい[2]. 妊婦には禁忌である.

9 副作用・対処法

紅潮(ほてり感), 悪心, 尿意を訴えることがあるが一過性である. 下垂体卒中の初期症状である頭痛はほとんどの症例で注射後 2 時間以内に起こっている. 下垂体卒中の早期診断には CT より MRI が有用である[2].

▌文献▌

1) Beck-Peccoz P, *et al.*:Thyrotropin-secreting pituitary tumors. *Endocr Rev* 1996;**17**:610-638.
2) Matsuura I, *et al.*:Infarction followed by hemorrhage in pituitary adenoma due to endocrine stimulation test. *Endocr J* 2001;**48**:493-498.

第2章 視床下部・下垂体疾患――F 下垂体前葉機能低下症

1 診断基準・アルゴリズム

福田いずみ

> **臨床医のための Point ▶▶▶**
> 1. 下垂体前葉機能低下症を疑ったら下垂体ホルモン，標的器官のホルモン基礎値をスクリーニングする．
> 2. GH分泌刺激試験，CRH，TRH，LHRH試験で下垂体前葉予備能を評価する．

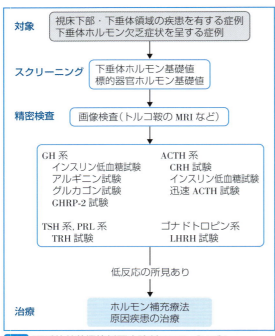

図1 下垂体前葉機能低下症診断のアルゴリズム

1 概要（図1）

GH分泌不全症，ACTH，TSH，ゴナドトロピン，PRL分泌低下症について，間脳下垂体機能障害における診療ガイドライン作成に関する研究班から診断の手引きが示されている[1]．視床下部・下垂体領域の疾患またはその治療歴のある症例，下垂体ホルモン欠乏を疑わせる症状のある症例を対象に下垂体ホルモンとその標的器官のホルモンの基礎値をスクリーニングし，疑わしい場合には下垂体前葉機能試験および画像検査を施行して診断を確定する．

2 成人GH分泌不全症

頭蓋内器質性疾患があり複数の下垂体ホルモンの分泌低下がある場合は，1種類のGH分泌刺激試験で基準を満たせば診断は確定する．一方，GH欠乏症候が疑われるが他の下垂体ホルモンの分泌低下がない場合には，2種類のGH分泌刺激試験を行う．GH分泌刺激試験としてインスリン低血糖試験，アルギニン試験，グルカゴン試験，GHRP-2試験が用いられる．

3 ACTH分泌低下症

インスリン低血糖試験に対してACTHとコルチゾール（F）は無～低反応となる．迅速ACTH試験（単回）にはFは低反応（視床下部・下垂体障害の急性期を除く）となり，かつ血中ACTH基礎値は高値をとらない．CRH試験に対しては下垂体障害ではACTHとFは無～低反応となる．一方，視床下部障害ではCRH投与（単回）にはFは低反応であるものの，ACTHが正常～過大反応を示すことがある（CRHを連続投与するとACTH，Fはともに反応性を回復する）．

4 TSH分泌低下症

甲状腺ホルモン（特にT_4）は低値であり，血中TSH基礎値は低～高値と多様である．TRH試験に対してTSHは無～低反応となる（視床下部性については下項7参照）．

5 ゴナドトロピン分泌低下症

性腺ホルモンが低値であるにもかかわらず，血中ゴナドトロピンは高値をとらない．LHRH試験に対して，LH，FSHは無～低反応となる（視床下部性については下項7参照）．

6 PRL分泌低下症

複数回測定したPRL値が＜1.5 ng/mLであること，TRH試験でPRLの増加がみられないことから判定する．

7 視床下部性下垂体機能低下症

PRL分泌抑制因子（PIF）の障害により血中PRL値は正常～高値を示すことが多い．このほかの標的器官のホルモン基礎値は低下する．また視床下部ホルモン（CRH，TRH，LHRH）を用いた単回試験に下垂体ホルモンが正常～過大，遅延反応を示すことがある．これらの試薬を連続投与すると下垂体ホルモンの反応性が回復する．

文献

1) 島津　章：下垂体前葉機能低下症の診断と治療の手引き．厚生労働科学研究費補助金 難治性疾患等政策研究事業 間脳下垂体機能障害における診療ガイドライン作成に関する研究 平成28年度総括研究報告書．2017；47-68．

第2章 視床下部・下垂体疾患——F 下垂体前葉機能低下症

CRH 試験

田中　聡

》》臨床医のための Point ▶▶▶

1. 副腎皮質機能低下症の鑑別目的で比較的容易かつ安全にできる検査である．
2. 視床下部性下垂体機能低下症では ACTH の反応を認めることがあり，注意が必要である．

前処置	・経口ステロイド内服例では，10 mg 以下のヒドロコルチゾン内服であれば最終服用後 24 時間（5 mg 以下であれば 12 時間）以上休薬していれば，検査当日の血中コルチゾール値への影響はないと考えられる
当日の準備	・内分泌機能検査用セット（p.5） ・CRH（ヒト CRH 静注用 100 μg）1 アンプルを付属の生理食塩水 1 mL に溶解させる
実施方法	・外来または入院にて，早朝空腹時，安静臥床 30 分以上で実施 ・ヒト CRH 静注用（100 μg/mL）を静注 |	前	30	60	90（分） | |---|---|---|---|---| | ACTH | ○ | ○ | ○ | | | コルチゾール | ○ | | ○ | ○ |
判定基準	・下垂体性副腎皮質機能低下症 　　ACTH の基礎値は低〜正常値，頂値は前値の 2 倍未満 　　コルチゾールの頂値は 18 μg/dL 未満 ・視床下部性副腎皮質機能低下症 　　ACTH 低〜正常値，頂値は 2 倍以上（下記判定基準参照） 　　コルチゾールの頂値はいずれもありうる
副作用・対処法	・顔面のほてり，気分不快（いずれも一過性）

1 目的

視床下部－下垂体－副腎皮質機能の評価を目的とする（クッシング病の鑑別に関しては別項参照）．

2 原理

ACTH 産生細胞の CRH レセプターを介した，ACTH 分泌刺激作用である．

3 事前の処置

経口ステロイド内服例では，ヒドロコルチゾン酢酸エステル 10 mg 以内であれば本剤の血中半減期は短いため前日の朝に内服し，当日は内服前に検査を行えば影響は少ない．

4 当日の準備

早朝空腹時，生理食塩水をつないだ翼状針を刺入して血管を確保し，30 分程度の安静臥床をさせる．

5 実施方法

基礎値として薬物投与前の血液採取を行い，その後，ヒト CRH 静注用 100 μg（100 μg/1 mL）を静注し，30，60 分後に ACTH，60，90 分後にコルチゾール測定のための採血を行う．

6 判定基準

ACTH 基礎値が正常範囲内で，CRH 負荷に対する ACTH が 30〜60 分を頂値として前値の 2 倍以上の増加を示した場合は正常．

1) ACTH 基礎値低〜正常値，CRH 負荷に対する無〜低下反応：下垂体性副腎不全症

2) ACTH 基礎値低〜正常値，CRH 負荷に対する正常反応：正常副腎機能または視床下部性副腎不全症

コルチゾールの頂値が 18 μg/dL 未満の場合，原発性または続発性副腎不全症を疑う．コルチゾール頂値が 18 μg/dL 以上あれば，下垂体性副腎不全症は否定し，原発性あるいは視床下部性副腎不全症を疑う．

ストレスおよび精神疾患を有する例では ACTH，コルチゾールの前値が高く反応が弱い場合があり注意が必要．また視床下部性で ACTH は障害後 1 年以内なら反応を示すことが多く，時間経過とともに低反応となる．

7 感度・特異度

不明．

8 実施に注意を要する例

特になし．

9 副作用・対処法

静注後，一過性の顔面のほてり，気分不快が生じるが，ほとんどの例は経過観察のみで軽快する．

文献

1) 日本内分泌学会，他：副腎クリーゼを含む副腎皮質機能低下症の診断と治療に関する指針．日本内分泌学会雑誌 2015；91（Suppl）：1-78．

第2章 視床下部・下垂体疾患——F 下垂体前葉機能低下症

3 GHRP-2 試験

福田いずみ

≫ 臨床医のための Point ▶▶▶

1 GH 分泌刺激試験のなかで 安全性，簡便性，再現性などにすぐれた試験である.

2 成人では重症型 GHD 診断のための GH カットオフ値は設定されているが，中等症成人 GHD のカットオフ値は設定されていない.

前処置	・早朝・空腹
当日の準備	・内分泌機能検査用セット（p.5） ・GHRP（注射用 GHRP 科研 100）100 μg
実施方法	・外来または入院で実施 ・早朝空腹時，安静臥床 30 分以上で実施 ・GHRP-2 静注前，15，30，45，（60）分後に採血，血清 GH を測定
判定基準	・重症成人 GHD：GH 頂値 ≦ 9 ng/mL ・小児 GHD 　重症 GHD：GH 頂値 ≦ 10 ng/mL 　中等症 GHD：10 ng/mL < GH 頂値 ≦ 16 ng/mL
副作用・対処法	・静注後に熱感，腹鳴，発汗など（いずれも一過性）→経過観察

実施方法内の表：

	前	15	30	45	（60）分
GH	○	○	○	○	（○）

1 目的

成長ホルモン分泌不全症（growth hormone deficiency：GHD）の診断.

2 原理

成長ホルモン分泌刺激物質（growth hormone secreta-gogue：GHS）受容体に結合し，おもに視床下部を介して下垂体から GH 分泌を促進させる.

3 事前の処置

早朝・空腹.

4 当日の準備

内分泌機能検査用セット（p.5）．GHRP（注射用 GHRP 科研 100）100 μg，添付溶解液（生理食塩水 10 mL）.

5 実施方法

外来または入院で実施．早朝・空腹時に生理食塩水をつないだ翼状針を刺入して血管を確保し，30 分程度の安静臥床後に実施する.

GHRP（注射用 GHRP 科研 100）100 μg を投与直前に添付溶解液（生理食塩水 10 mL）で溶解し，約 30 秒かけて緩徐に静注する（4 歳以上 18 歳未満では 2 μg/kg 体重を投与し，体重 50 kg 以上の場合は 100 μg を投与する）．負荷前と負荷後 15，30，45，（60）分に採血し，血清 GH を測定する.

注：本剤は CRH，LHRH，TRH 等，他の検査薬との同時投与による安全性は確立していない.

6 判定基準

GH 頂値は 15 〜 30 分に認めることが多い．成人では GH 頂値が 9 ng/mL 以下の場合は重症成人 GHD と判定される．小児では GH 頂値が 10 ng/mL 以下で重症 GHD，16 ng/mL 以下で中等症 GHD と判定する.

7 感度・特異度

血清中 GH 濃度の C_{max} が 9 〜 12 ng/mL で感度・特異度ともにほぼ 100% である[1].

8 実施に注意を要する例

妊婦または妊娠している可能性のある女性には投与禁忌である．低出生体重児，新生児，乳児および 4 歳未満の幼児に対する安全性は確立されていない.

9 副作用・対処法

静注後に熱感，腹鳴，発汗などを生じるが，いずれも一過性であり経過観察のみで軽快する.

文献

1) Chihara K, *et al.*：A simple diagnostic test using GH-releasing peptide-2 in adult GH deficiency. *Eur J Eudocrinol* 2007；**157**：19-27

第2章 視床下部・下垂体疾患——F 下垂体前葉機能低下症

アルギニン試験

福田いずみ

> **臨床医のための Point ▶▶▶**
> 1 視床下部を介したGH分泌刺激試験である．

前処置	・早朝・空腹
当日の準備	・内分泌機能検査用セット（p.5） ・アルギニン（アルギニン注）30 g（10%・300 mL 液）
実施方法	・外来または入院で実施 ・早朝空腹時，安静臥床 30 分以上で実施 ・アルギニン点滴前，30（点滴終了時に相当），60，90，(120)，(150)分後に採血，血清GHを測定 | | 前 | 30 | 60 | 90 | (120) | (150)分 | |---|---|---|---|---|---|---| | GH | ○ | ○ | ○ | ○ | (○) | (○) |
判定基準	・成人　健常者：GH頂値＞3 ng/mL 　　　　GHD：GH頂値≦3 ng/mL（重症はGH頂値≦1.8 ng/mL） ・小児　健常者：GH頂値＞6 ng/mL 　　　　GHD：GH頂値≦6 ng/mL（重症はGH頂値≦3 ng/mL）
副作用・対処法	・悪心，蕁麻疹など→点滴速度を遅くする，投与を中止する

1 目的
GHDの診断．

2 原理
視床下部のソマトスタチン分泌抑制を介してGH分泌を促進する．

3 事前の処置
早朝・空腹．

4 当日の準備
内分泌機能検査用セット（p.5），アルギニン（アルギニン注）5 mL/kg（最高 300 mL）．

5 実施方法
外来または入院で実施．早朝・空腹時に生理食塩水をつないだ翼状針を刺入して血管を確保し，30分程度の安静臥床後に実施する．アルギニンを体重1 kg あたり5 mL（L-アルギニン塩酸塩 0.5 g 相当）を30分かけて持続点滴する（最高 300 mL）．負荷前と負荷後30（点滴終了時に相当），60，90，(120)，(150)分に採血し，血清GHを測定する．
GRHを同時負荷するときは，アルギニン点滴開始時にGRH 100 μgを単回に静注する．

6 判定基準
GH頂値は60〜120分に認めることが多い．成人ではGH頂値が3 ng/mL以下の場合は成人GHDと判定される．このうちGH頂値が1.8 ng/mL以下の場合は重症成人GHDと判定される．

小児ではGH頂値が6 ng/mL以下の場合はGHDと判定される．このうちGH頂値が3 ng/mL以下の場合は重症GHDと判定する．

7 感度・特異度
95%以上の感度と特異度を得るGH頂値はそれぞれ1.4 ng/mL，0.21 ng/mLである[1]．このため欧米では成人のGHDの診断には用いられなくなってきているが，わが国では用いられている．

8 実施に注意を要する例
高クロール性アシドーシスの患者では薬剤に含まれるクロールによりアシドーシスを悪化させる可能性がある．また，腎障害のある患者や気管支喘息の患者で症状を悪化させるおそれがある．
肥満によりGHの頂値は低下する．

9 副作用・対処法
点滴中に悪心を訴えることがあるが，点滴速度を落とせば軽減する．
薬剤の血管外漏出が原因と思われる皮膚壊死，潰瘍形成の報告があり，点滴部位の発赤など血管外漏出の徴候に注意する．

文献
1) Biller BM, et al.: Sensitivity and specificity of six tests for the diagnosis of adult GH deficiency. *J Clin Eudocrinol Metab* 2002；**87**：2067-2079.

第2章　視床下部・下垂体疾患——F　下垂体前葉機能低下症

5 インスリン低血糖試験

福田いずみ

▶▶ 臨床医のための Point ▶▶▶

1. 視床下部を介する GH および ACTH，コルチゾール系の分泌刺激試験である．
2. GHD 診断のゴールドスタンダードと考えられている．
3. 高齢者，虚血性心疾患を有する患者やけいれん発作の既往がある患者では禁忌である．

前処置	・早朝・空腹
当日の準備	・内分泌機能検査用セット（p.5） ・速効型インスリン，生理食塩水 ・簡易血糖測定器，ブドウ糖液
実施方法	・外来または入院で実施 ・早朝空腹時，安静臥床 30 分以上で実施 ・インスリン静注前，30，60，（90）分後に採血，血糖値および血清 GH を測定．副腎系の評価は，血漿 ACTH をインスリン静注前，30，60，（90）分後に，血清コルチゾールをインスリン静注前，（30），60，90 分後に測定
判定基準	・GH 系 　成人　健常者：GH 頂値＞ 3 ng/mL 　　　　GHD：GH 頂値≦ 3 ng/mL（重症は GH 頂値≦ 1.8 ng/mL） 　小児　健常者：GH 頂値＞ 6 ng/mL 　　　　GHD：GH 頂値≦ 6 ng/mL（重症は GH 頂値≦ 3 ng/mL） ・ACTH 系 　健常者：ACTH 頂値が前値の 2 倍以上，コルチゾール頂値≧ 18 μg/dL に増加 　続発性副腎皮質機能低下症：ACTH 頂値が前値の 2 倍未満，コルチゾール頂値＜ 18 μg/dL
副作用・対処法	・低血糖症状→症状が重篤な場合は検査を中止し，ブドウ糖を静注する

実施方法の表：

	前	30	60	90（分）
GH	○	○	○	（○）
ACTH	○	○	○	（○）
コルチゾール	○	（○）	○	○
血糖	○	○	○	（○）

1 目的

GHD の診断，続発性副腎皮質機能低下症が視床下部性であるか下垂体性であるかの鑑別．

2 原理

低血糖ストレスにより視床下部を介して GH および ACTH －コルチゾール系の分泌が促進される．

3 事前の処置

早朝・空腹．

4 当日の準備

内分泌機能検査用セット（p.5），速効型インスリン，生理食塩水，簡易血糖測定器，ブドウ糖液．

5 実施方法

外来または入院で実施．早朝空腹時に生理食塩水をつないだ翼状針を刺入して血管を確保し，30 分程度の安静臥床後に実施する．100 単位 / 1 mL の速効型インスリン製剤 10 単位（0.1 mL）に生理食塩水 9.9 mL を加えて全体を 10 mL とし，1 mL 中に 1 単位のインスリンを含む溶液を作る．通常は 0.1 単位 /kg 体重の溶液を用い，下垂体機能低下や副腎皮質機能低下症が疑

われる症例，試験当日の空腹時血糖が 60 mg/dL 以下の症例では 0.05 単位 /kg 体重に減じて用いる．

インスリン静注前，30，60，（90）分後に採血し，血糖値および血清 GH を測定する．副腎系の評価は，血漿 ACTH をインスリン静注前，30，60 分後に，血清コルチゾールをインスリン静注前，60，90 分後に測定する．30 分後の血糖値が前値の 50% 以下，あるいは 50 mg/dL 以下になった場合に有効刺激とする．一般に静注後 30 分の血糖で判定するが，静注後 15 〜 20 分の血糖も簡易血糖測定器で測定し，低血糖の程度を把握しておく．

6 判定基準

a）GH 系

GH 頂値は 30 〜 60 分に認めることが多い．成人では GH 頂値が 3 ng/mL 以下の場合は成人 GHD と判定される．このうち GH 頂値が 1.8 ng/mL 以下の場合は重症成人 GHD と判定される．

小児では GH 頂値が 6 ng/mL 以下の場合は GHD と判定される．このうち GH 頂値が 3 ng/mL 以下の場合

は重症 GHD と判定する.

b)ACTH 系

ACTH 頂値は 30 〜 60 分に認めることが多く,前値の 2 倍以上となる.コルチゾールは ACTH にやや遅れて負荷後 60 分で頂値をとることが多く,コルチゾールの頂値が 18 μg/dL 以上であれば正常と判定される.ただし,有効刺激が得られなかった場合は,以上の基準に満たなくても機能低下とは判定できない.

7 感度・特異度

GH に関してはカットオフ値 1.8 ng/mL で感度,特異度はそれぞれ 100,98% である.

8 実施に注意を要する例

高齢者,虚血性心疾患を有する患者やけいれん発作

の既往がある患者では禁忌である.甲状腺機能亢進症,低カリウム血症においても慎重に行う.

9 副作用・対処法

インスリン静注後約 15 分より低血糖症状が出現し,血糖値は 20 〜 30 分で最低となり,低血糖症状として発汗,動悸,顔面紅潮などがみられる.傾眠となることもあるが,昏睡との鑑別が困難であり,頻回に声をかけるなど眠らせないようにする工夫が必要である.低血糖症状は 45 〜 60 分後より自然におさまることが多いが,高度頻脈やけいれん,意識障害など重篤な症状が出現した場合は,速やかにホルモン採血を行ってから検査を中止し,ブドウ糖を静注する.

第2章　視床下部・下垂体疾患——F　下垂体前葉機能低下症

6 GHRH 試験

福田いずみ

≫ 臨床医のための Point ▶▶▶

1. GH 分泌能の評価に用いられていたが，GH の反応性に個人差が大きく，再現性もあまり高くない．
2. 本試験のみで GHD を診断することは困難である．
3. 視床下部を介する GH 分泌刺激試験と組み合わせて行うと，GH 分泌障害の責任病巣（視床下部障害 / 下垂体障害）をある程度区別できる．

前処置	・早朝・空腹
当日の準備	・内分泌機能検査用セット（p.5） ・GHRH（注射用 GRF 住友 100）100 μg
実施方法	・外来または入院で実施 ・早朝空腹時，安静臥床 30 分以上で実施 ・GHRH 静注前，30，60，（90），（120）分後に採血，血清 GH を測定
判定基準	・健常者：GH 頂値 ≧ 3 ng/mL
副作用・対処法	・熱感，顔面紅潮，白血球増多など（いずれも一過性）→担当医師の観察

	前	30	60	（90）	（120）分
GH	○	○	○	（○）	（○）

1 目的

視床下部を介する GH 分泌刺激試験（インスリン低血糖，アルギニン，L-ドパ，クロニジン，グルカゴン，GHRP-2 試験）と組み合わせて行うと，GH 分泌障害の責任病巣がおもに視床下部なのか下垂体なのかをある程度区別できる．

2 原理

下垂体の GH 分泌細胞を直接刺激し，GH 分泌を促進する．

3 事前の処置

特になし．

4 当日の準備

内分泌機能検査用セット（p.5），GHRH（注射用 GRF 住友 100）100 μg，添付溶解液（生理食塩水 1 mL）．

5 実施方法

外来または入院で実施．早朝空腹時に生理食塩水をつないだ翼状針を刺入して血管を確保し，30 分程度の安静臥床後に実施する．

GHRH（注射用 GRF 住友 100）100 μg を投与直前に添付溶解液（生理食塩水 1 mL）で溶解し，約 2 分かけて緩徐に静注する（ソマトレリン酢酸塩として，通常 5 歳以上 18 歳未満では 1 μg/kg 体重を投与し，18 歳以上では 100 μg を投与する）．投与前と投与後 30，60，（90），（120）分に採血し，血清 GH を測定する．

6 判定基準

GH 頂値は 60 〜 90 分に認めることが多く，3 ng/mL 以上となる．

加齢や肥満により健常者でも低反応となる．また，GH 反応性に個人差が大きく，同一被検者での再現性もあまり高くはない．

7 感度・特異度

不明．

8 実施に注意を要する例

妊婦または妊娠している可能性のある女性には投与禁忌である．低出生体重児，新生児，乳児および 5 歳未満の幼児に対する安全性は確立されていない．

下垂体腺腫患者に投与した場合に下垂体卒中を生じた報告があり（頻度不明），視力視野障害，頭痛，嘔吐などの症状が出現した場合には適切な処置を行う必要がある．

9 副作用・対処法

静注後の熱感や顔面紅潮，白血球増多などを認めるが，いずれも一過性であり経過観察のみで軽快する．

第 2 章 視床下部・下垂体疾患——F 下垂体前葉機能低下症

LHRH 試験

田中　聡

》》 臨床医のための Point 》》》

1. LH, FSH の合成・分泌能の評価および病変の局在診断に用いる.
2. 下垂体性では LH, FSH の基礎値の低値（～正常）と LHRH に対する反応低下を認める.
3. 視床下部性では LHRH に対して遅延反応を示すことがある.

前処置	・特になし
当日の準備	・内分泌機能検査用セット（p.5） ・LHRH（LH-RH 注 0.1 mg）100 μg/1.0 mL を 1 アンプル
実施方法	・外来または入院にて施行 ・前値と同時にテストステロン（男性），エストロゲン，プロゲステロン（女性）も測定 ・LH-RH 注（100 μg/1 mL）を静注 　　　　前　　30　　60　　90（分） 　LH　　○　　○　　○ 　FSH　○　　　　　○　　○
判定基準	・健常者：LH の頂値は前値の 5～10 倍，FSH の頂値は前値の 1.5～2.5 倍 ・下垂体性性腺機能低下症：LH と FSH の基礎値はともに低値～正常 　　　　　　　　　　　　LH の頂値は前値の 5 倍以下 　　　　　　　　　　　　FSH の頂値は前値の 1.5 倍以下 ・視床下部性性腺機能低下症：頂値が遅延反応を示す
副作用・対処法	・一過性の悪心，熱感（いずれも TRH との併用時）

1 目的

LH, FSH の合成・分泌障害の鑑別・診断を目的とする.

2 原理

LHRH は下垂体細胞を直接刺激して，LH および FSH の分泌を促進する.

3 事前の処置

特になし.

4 当日の準備

本試験は食事，運動，ストレスの影響を受けにくいので，必ずしも早朝空腹時に行う必要はない．女性では卵胞期早期に機能検査を行うのが望ましい．

5 実施方法

基礎値として薬物投与前の血液採取を行い，その後 LH-RH 注 0.1 mg（100 μg/1.0 mL）を静注し，30, 60 分後に LH, 60, 90 分後に FSH 測定のための採血を行う.

6 判定基準

健常者では LH の頂値は前値の 5～10 倍，FSH の頂値は前値の 1.5～2.5 倍となる．下垂体性性腺機能低下症では LH の基礎値は低値～正常，頂値は前値の 5 倍以下，FSH の基礎値は低値～正常，頂値は前値の 1.5 倍以下となる．視床下部障害は頂値が後ろにずれる遅延反応を示す．

7 感度・特異度

不明.

8 実施に注意を要する例

特になし.

9 副作用・対処法

TRH との併用時に悪心，熱感を認めることがあるが，いずれも一過性である．

第 2 章　視床下部・下垂体疾患——F　下垂体前葉機能低下症

8 TRH 試験

田中　聡

≫ 臨床医のための Point ▶▶▶

1. 下垂体 TSH，PRL の分泌機能検査である．
2. 下垂体巨大腫瘍を有する例では，試験を契機に下垂体卒中を生じることがある．

前処置	・レボチロキシンナトリウム（チラーヂン®S），および TSH，PRL 分泌に影響する薬物はできれば中止する
当日の準備	・内分泌機能検査用セット（p.5） ・TRH（ヒルトニン® 0.5 mg 注射液〈0.5 mg/1 mL〉もしくは TRH 注 0.5 mg〈0.5 mg/1 mL〉）を 0.4 アンプル
実施方法	・外来または入院にて，早朝空腹時，安静臥床 30 分以上で実施 ・前値と同時に FT$_3$，FT$_4$ も測定 ・TRH（200 μg/0.4 mL）を静注 <table><tr><td></td><td>前</td><td>30</td><td>60（分）</td></tr><tr><td>TSH</td><td>○</td><td>○</td><td>○</td></tr><tr><td>PRL</td><td>○</td><td>○</td><td>○</td></tr></table>
判定基準	・下垂体性甲状腺機能低下症：TSH の基礎値は低値〜正常，頂値 ≦ 6 μU/mL ・PRL 分泌低下症：PRL の基礎値は低値〜正常，頂値は前値の 2 倍以下
副作用・対処法	・一過性の尿意，悪心，動悸，熱感→経過観察 ・下垂体卒中（< 0.1%）

1 目的

TSH，PRL の合成・分泌障害の鑑別・診断を目的とする．

2 原理

合成 TRH は，下垂体細胞を直接刺激して TSH および PRL の分泌を促進する．

3 事前の処置

チラーヂン®S，および TSH，PRL 分泌に影響する薬物はできれば中止する（チラーヂン®S は中止してから 2 週間程度は体内に残存するので実際は困難な場合も多い）．

4 当日の準備

早朝空腹時，生理食塩水をつないだ翼状針を刺入して血管を確保し，30 分程度の安静臥床後に実施する．

5 実施方法

基礎値として薬物負荷前の血液採取を行い，その後 TRH 注 0.5 mg（200 μg/0.4 mL）を静注し，30，60 分後に TSH，PRL 測定のための採血を行う（TRH 注は 1 アンプル 500 μg/1 mL であるが，嚢胞変性を伴う下垂体腫瘍では TRH 試験を契機に下垂体卒中を発症する例が報告されていることから，TRH の投与量を 200 μg に減じて行っている）．

6 判定基準

TSH：基礎値は低値〜正常，頂値は 6 μU/mL 以下，PRL：基礎値は低値〜正常，頂値は前値の 2 倍以下をそれぞれ下垂体性甲状腺機能低下症，PRL 分泌低下症とする．

7 感度・特異度

不明．

8 実施に注意を要する例

嚢胞変性を伴う巨大下垂体腫瘍では下垂体卒中のリスクがある．検査実施のベネフィットがリスクを上回るか否かを慎重に判断する．

9 副作用・対処法

一過性の尿意，悪心，熱感を生じることがあるが経過観察のみで軽快する．激しい頭痛を認めた際は下垂体卒中を疑い，脳外科にコンサルテーションする．

第2章　視床下部・下垂体疾患——F　下垂体前葉機能低下症

9 三者負荷試験

田中　聡

> **臨床医のための Point ▶▶▶**
> 1. 下垂体機能低下症が疑われる患者に対し TRH，LHRH，CRH 試験を同時に行う検査である．
> 2. TRH，LHRH，CRH は1本のシリンジに引いて静注しても問題はない．

前処置	・各機能検査の項を参照
当日の準備	・内分泌機能検査用セット（p.5） ・ヒト CRH 静注用 100 μg 1 アンプル，TRH 注 0.5 mg（0.5 mg/1 mL）もしくはヒルトニン® 0.5 mg 注射液（0.5 mg/1 mL）0.4 アンプル，LH-RH 注 0.1 mg（0.1 mg/1.0 mL）1 アンプル
実施方法	・早朝空腹時に生理食塩水をつないだ翼状針を刺入して血管を確保し，30 分以上の安静臥床 ・ACTH，TSH，PRL，LH を前，30，60 分後に測定，コルチゾール，FSH を前，60，90 分後に測定 ・FT₃，FT₄，テストステロン（男性），エストロゲン，プロゲステロン（女性）も試験薬投与前に同時に測定
判定基準	・下垂体性副腎皮質機能低下症 　　ACTH の基礎値は低〜正常値，頂値は前値の 2 倍未満 　　コルチゾールの頂値は 18 μg/dL 未満 ・下垂体性甲状腺機能低下症 　　TSH：基礎値低値〜正常，頂値 ≦ 6 μU/mL ・PRL 分泌低下症 　　PRL：基礎値は低値〜正常，頂値は前値の 2 倍以下 ・下垂体性性腺機能低下症 　　LH：基礎値は低値〜正常，頂値は前値の 5 倍以下 　　FSH：基礎値は低値〜正常，頂値は前値の 1.5 倍以下
副作用・対処法	・各項を参照

1 目的

TRH，LHRH，CRH の三者の機能検査を同時に行うことにより，GH 以外の下垂体前葉機能を一度に評価できる．下垂体前葉機能評価目的にルーチンで行う試験である．先端巨大症では GH の奇異性反応を評価するため，各々の試験を単独で行う（先端巨大症の項参照）．GH 分泌を同時に評価するため TRH，LHRH，インスリン低血糖試験（GH，ACTH 系の評価目的）の三者を同時に行うことも可能であるが，インスリン低血糖試験は低血糖などのリスクを伴う．また，GHRP-2 試験は他の検査薬（TRH，LHRH，CRH）との同時投与について実績がなく安全性は確立していない．

2 原理

各機能検査の項を参照．

3 事前の処置

各機能検査の項を参照．

4 当日の準備

早朝空腹時に生理食塩水をつないだ翼状針を刺入して血管を確保し，30 分以上の安静臥床をさせる．

5 実施方法

基礎値として薬物投与前の血液採取を行い，その後 ①ヒト CRH 静注用 100 μg（100 μg）を付属の生理食塩水 1 mL に溶解させたもの，②TRH 注 0.5 mg（0.5 mg/1 mL）もしくはヒルトニン®0.5 mg 注射液（0.5 mg/1 mL）0.4 アンプル，③LH-RH 注 0.1 mg（0.1 mg/1.0 mL）1 アンプルを一本のシリンジに引き静注し，表の項目の採血を実施する．FT₃，FT₄，テストステロン（男性），エストロゲン，プロゲステロン（女性）も投薬前に同時に測定する．

6 判定基準

下垂体性副腎皮質機能低下症では ACTH の基礎値は低値〜正常，頂値は前値の 2 倍未満．コルチゾールの頂値は 18 μg/dL 未満となる．TSH は基礎値低値〜正常，頂値は 6 μU/mL 以下，PRL は基礎値は低値〜正常，頂値は前値の 2 倍以下を各々下垂体性甲状腺機能低下症，PRL 分泌低下症とする．下垂体性性腺機能低下症では LH の基礎値は低値〜正常，頂値は前値の 5 倍以下，FSH の基礎値は低値〜正常，頂値は前値の 1.5 倍以下となる．

7 実施に注意を要する例

各機能検査の項を参照．

8 副作用・対処法

各機能検査の項を参照．

第2章　視床下部・下垂体疾患——G　特発性低ゴナドトロピン性性腺機能低下症

連続 LHRH 刺激試験

臼井　健

▶▶ 臨床医のための Point ▶▶▶

1 視床下部障害と下垂体障害の鑑別に有効である.
2 連続投与前／後の LHRH 試験における反応性の相対的な比較で判断する.

前処置	・検査に影響を与える薬剤の中止（エストロゲン，テストステロンなど）
当日の準備	・LHRH（LH-RH 注 0.1 mg）1 アンプルを前日処方して冷中保存．初日と最終日は内分泌機能検査用セット（p.5）
実施方法	・早朝空腹時に行う初日（day 1）と最終日（day 4）は前採血後に LHRH（0.1 mg）を数分かけて静注．30，60，90，120 分後に採血，LH，FSH を測定．day 2，day 3 の 2 日間は LHRH（0.1 mg）1 アンプル筋注を 1 日 1 回行う
判定基準	・視床下部障害：day 1 は無反応，day 4 で LH，FSH の増加反応を認める ・下垂体障害：いずれも無反応
副作用・対処法	・下垂体腫瘍が存在する場合は下垂体卒中を誘発することがある ・軽微な副作用としてはのぼせや悪心がある

実施方法の表：

	30	60	90	120（分）
LH	○	○	○	○
FSH	○	○	○	○

1 目的

低ゴナドトロピン性性腺機能低下症の原因が，視床下部障害か下垂体障害かを鑑別する.

2 原理

LHRH を投与し，下垂体ゴナドトロフからの LH，FSH 分泌を評価する．下垂体ゴナドトロフの障害ならば LHRH 連続投与後も LHRH に対して反応しないが，視床下部障害の場合は LHRH 連続投与により下垂体ゴナドトロフの反応性の回復を認める.

3 事前の処置

LHRH の処方．ヒポクライン®注射液 1.2 による間欠皮下注射法の場合は翼状針とヒポクライン®間欠皮下注射用ポンプを用意する.

4 当日の準備

day 1 および day 4 では翼状針挿入にて血管の確保（生理食塩水で点滴あるいは生理食塩水でロック）.

5 実施方法

day 1 および day 4 は通常の LHRH 試験を以下の要領で行う．前採血の後，LHRH（0.1 mg）1 アンプルを数分かけて静注．以降 30，60，90，120 分に採血し，LH，FSH を測定する．day 2 および day 3 の 2 日間は LHRH（0.1 mg）1 アンプルの筋注を 1 日 1 回行う（この期間については 3 日間，5 日間，6 日間など施設により様々である）．LHRH の筋注の代わりにヒポクライン®を用いて 2 時間おきに 10 μg を皮下注射する「間欠皮下注射法」が行われることもあるが，注射針の皮下への留置と専用の注入ポンプが必要となる.

6 判定基準

本検査の客観的な判定基準は明確に示されていない．年齢，性別や月経周期（月経周期の認められるケースで本検査が行われることはあまりないと思われるが）によって反応性が異なる．健常者の LH，FSH の基礎値は前述の条件やアッセイ法によって異なるが，LHRH の負荷にて LH は 3 倍以上の増加反応を，FSH は 2 倍の増加反応を示し，LH のピーク値（通常 30 分値）が 10 mIU/mL 以上，FSH のピーク値（30 分以降になることあり）が 2 mIU/mL 以上を示すとされている.

本症では day 1 における LH，FSH の基礎値の低値と反応性の低下（視床下部障害では遅延反応のことが多い）が通常である．視床下部障害の場合は day 1 の反応性に比べて day 4 における反応性が明らかに回復することが重要な所見である．day 4 においても無反応あるいは低反応では下垂体障害が考えられる.

7 感度・特異度

不明.

8 実施に注意を要する例

下垂体腫瘍（特にマクロアデノーマ）がある例では下垂体卒中を誘発することがある．事前に MRI 等で下垂体腫瘍の有無を確認しておくのが望ましい.

9 副作用・対処法

頭痛や視力障害の訴えに注意して担当医師が観察し，下垂体卒中が疑われた場合は速やかに画像診断や外科的処置が可能な体制を整えておくことが望ましい.

第2章 視床下部・下垂体疾患——H 尿崩症（中枢性）

診断基準・アルゴリズム

有馬 寛

> **臨床医のための Point ▶▶▶**
> 1 口渇，多飲，多尿を呈し，尿浸透圧は低値を示す．
> 2 診断には高張食塩水負荷試験が有用である．
> 3 頭部MRIにて頭蓋内病変の有無を確認することが重要である．

表1 中枢性尿崩症の診断の手引き

I．主症候
 1. 口渇
 2. 多飲
 3. 多尿
II．検査所見
 1. 尿量は1日3,000 mL以上
 2. 尿浸透圧は300 mOsm/kg以下
 3. 水制限においても尿浸透圧は300 mOsm/kgを超えない
 4. 5%高張食塩水負荷時において血漿バゾプレシン濃度が血清Na濃度に比較して相対的に低値を示す
 5. バゾプレシン負荷（あるいはデスモプレシンによる治療）で尿量は減少し，尿浸透圧は300 mOsm/kg以上に上昇する
III．参考所見
 1. 原疾患の診断が確定していることが特に続発性尿崩症の診断上の参考となる
 2. 血清Na濃度は正常域の上限に近づく
 3. T1強調MRI画像における下垂体後葉輝度の低下．ただし，高齢者では正常人でも低下することがある
診断基準
IとIIに合致するもの
【病型分類】
中枢性尿崩症の診断が下されたら下記の病型分類をすることが必要である
 1. 特発性中枢性尿崩症：IとII以外には，視床下部-下垂体系に画像上器質的異常を認めないもの
 2. 続発性中枢性尿崩症：IとIIに加えて，視床下部-下垂体系に画像上器質的異常を認めるもの
 3. 家族性中枢性尿崩症：原則として常染色体優性遺伝形式を示し，家族内に同様の疾患患者があるもの
【鑑別診断】
多尿をきたす中枢性尿崩症以外の疾患として次のものを除外する
 1. 高カルシウム血症：血清Ca濃度が11.0 mg/dLを上回る
 2. 心因性多飲症：高張食塩水負荷試験で血漿バゾプレシン濃度の上昇を認め，水制限試験で尿量の減少と尿浸透圧の上昇を認める
 3. 腎性尿崩症：バゾプレシン負荷で尿量の減少と尿浸透圧の上昇を認めない．定常状態での血漿バゾプレシン濃度の基準値は1.0 pg/mL以上となっている

〔文献1より引用改変〕

1 中枢性尿崩症の診断の手引き

間脳下垂体機能障害に関する調査研究班平成21年度の報告書に示されているバゾプレシン分泌低下症（中枢性尿崩症）の診断の手引きの概略を表1[1]に示した．バゾプレシンの分泌反応の低下は原則として高張食塩水負荷試験で確認し，水制限試験は中枢性尿崩症患者に多大な苦痛を与えるため診断に迷う場合にのみ施行する．

2 鑑別診断と病型分類

多尿をきたす疾患として心因性多飲症や腎性尿崩症などがあるが，前者は高張食塩水試験時のバゾプレシンの反応が保たれること，後者は血漿バゾプレシンの基礎値が1.0 pg/mL以上でありバゾプレシン負荷（あるいはデスモプレシンによる治療）によっても明らかな尿量減少や尿浸透圧上昇を認めないことから鑑別する．中枢性尿崩症は特発性，続発性，家族性に分類され，頭蓋内病変および家族歴の有無を確認することで病型分類を行う．

文献

1) 厚生労働科学研究費補助金難治性疾患克服研究事業 間脳下垂体機能障害に関する調査研究．平成21年度総括・分担研究報告書．

第2章 視床下部・下垂体疾患——H 尿崩症（中枢性）

2 水制限試験

石川三衛

≫ 臨床医のための Point ▶▶▶

1 尿崩症の診断検査の一つである.
2 生理的刺激を用いたバゾプレシン分泌の検査である.

前処置	・自由飲水でよい
当日の準備	・内分泌機能検査用セット(p.5) ・水溶性バゾプレシン(ピトレシン® 注射液 20)1 バイアル ・体重計
実施方法	・外来または入院で実施 ・早朝空腹時に行う ・採尿，体重測定は 30 分ごと，採血は 60 分ごとに行う ・検査時間は，体重減少が前値の 3% を超えるまで，または最大 6 時間 30 分までとする ・水制限終了後，ピトレシン®5 単位を皮下注射 ・30，60 分後に採尿する ・測定項目は尿量，尿浸透圧，血漿浸透圧，血漿 AVP 濃度である

AVP 注射
↓

	前	30分	1時間	1.5	2	2.5	3	3.5	4	4.5	5	5.5	6	6.5	30分	60分
体重	○	○	○	○	○	○	○	○	○	○	○	○	○	○		
尿量, 尿浸透圧	○	○	○	○	○	○	○	○	○	○	○	○	○	○		
血漿浸透圧, 血漿 AVP	○		○			○			○			○			○	○

判定基準	・健常者：Uosm ≧ 600 mOsm/kg，血漿 AVP 値の増加 ・尿崩症（中枢性）：Uosm ≦ 300 mOsm/kg，血漿 AVP 値は低値で無反応
副作用・対処法	・脱水 ・担当医師の観察→低血圧や頻脈がみられれば検査中止

1 目的

尿崩症，尿濃縮力障害患者における抗利尿ホルモン（バゾプレシン，ADH，AVP）の分泌を検討する.

2 原理

水制限試験は絶水による血漿浸透圧の上昇と循環血液量の低下による AVP の分泌刺激を用いて，下垂体後葉からの AVP 分泌予備能を評価する. 尿崩症では AVP の分泌増加がみられない.

3 事前の処置

検査開始まで自由飲水とする.

4 当日の準備

内分泌機能検査用セット(p.5)，水溶性バゾプレシン(ピトレシン® 注射液 20)1 バイアル，体重計.

5 実施方法

外来または入院で実施. 採血・採尿の後，体重を測定し，以後検査終了まで摂食・飲水を禁止する. 採尿と体重測定は 30 分ごと，採血は 60 分ごとに行う. 体重減少が前値の 3% を超えるまで行うが，検査時間は最大 6 時間 30 分とする. 水制限終了後，ピトレシン®5 単位を皮下注射し，30，60 分後に採尿する. 測定項目は尿量，尿浸透圧，血漿浸透圧，血漿 AVP 濃度である.

6 判定基準

健常者では尿浸透圧 600 mOsm/kg 以上，血漿 AVP 値は血漿浸透圧増加に反応して上昇する. 尿崩症では尿浸透圧は 300 mOsm/kg 以下，血漿 AVP 値も低値のまま無反応である.

7 実施に注意を要する例

この検査の簡便法が Fishberg 尿濃縮試験である. 尿崩症の疑われる患者では Fishberg 試験は禁忌である. 多尿が想定される患者では，長時間の絶水で脱水に陥る危険があるので，医療監視下で本試験を実施する.

8 感度・特異度

それぞれ 60 ～ 80% と報告により異なる.

9 副作用・対処法

著しい尿崩症では検査中に脱水に陥りやすい. 担当医師がつき添い，血圧や脈拍数の変化を観察する. 体重減少が前値の 3% を超えたら，水制限を終了してピトレシン® 検査に移行する. あるいは症状が強いときには検査自体を中止する.

第2章 視床下部・下垂体疾患——H 尿崩症(中枢性)

3 高張食塩水負荷試験およびDDAVP試験

有馬 寛

> **臨床医のためのPoint ▶▶▶**
> 1 高張食塩水負荷試験によりバゾプレシン分泌反応の低下を確認する．
> 2 DDAVP投与により尿量の減少および尿浸透圧の上昇をきたす．

前処置	・検査日以前は自由飲水による脱水の補正
当日の準備	・内分泌機能検査用セット(p.5)，5%食塩水，DDAVP ・当日の朝は水分摂取を最小限に制限
実施方法	・原則入院で実施 高張食塩水負荷試験 前 30 60 90 120(分) ／ DDAVP試験(要蓄尿) 前日 導入後(数日間) 血漿バゾプレシン ○ ○ ○ ○ ○ ／ 尿量 ○ ○ 血清Na ○ ○ ○ ○ ○ ／ 尿浸透圧 ○ ○
判定基準	尿崩症(中枢性) ・高張食塩水負荷試験：血漿バゾプレシンの相対的低値(正常反応を図1に示す) ・DDAVP試験：尿量減少および尿浸透圧≧300 mOsm/kgに上昇
副作用・対処法	・水中毒(DDAVP試験)→水分摂取量，血清Na，体重の観察

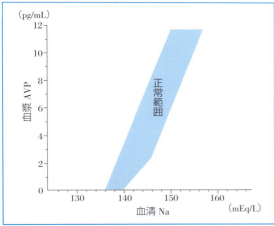

図1 高張食塩水負荷試験 正常反応

1 目的
高張食塩水負荷試験にて血清Na濃度の上昇に対するバゾプレシン分泌反応の低下を，デスモプレシン(DDAVP)投与にて尿量減少および尿浸透圧上昇をそれぞれ確認する．

2 原理
中枢性尿崩症では血清Na濃度の上昇に対するバゾプレシンの分泌反応が低下する．また，中枢性尿崩症ではバゾプレシンのアゴニストであるDDAVPにより尿量が減少し，尿浸透圧が上昇する．

3 事前の処置
高張食塩水負荷試験当日の朝から水分摂取を最小限に制限する．

4 当日の準備
10%食塩水と生理食塩水を9：11で混合あるいは10%食塩水と蒸留水を1：1で混合して5%食塩水を作製する．

5 実施方法
5%食塩水を0.05 mL/kg/minで120分間投与する．DDAVPは経鼻製剤なら2.5 μg，経口製剤なら60 μgを投与し，DDAVP投与後の尿量・尿浸透圧を測定する．

6 判定基準
①高張食塩水負荷試験：血清Na濃度に対し血漿バゾプレシン濃度が相対的低値を示す(正常反応を図1に示す)．
②DDAVP試験：DDAVP投与後の尿量が減少し，尿浸透圧が300 mOsm/kg以上に上昇する．

7 感度・特異度
不明．

8 実施に注意を要する例
著明な脱水時や全身状態が不良の際は高張食塩水負荷試験の実施は控える．また，DDAVP投与はバゾプレシンの分泌反応が低下していることを確認した後に行うことを原則とし，DDAVP導入後は水中毒の出現に注意する．

9 副作用・対処法
DDAVP導入後は飲水量，尿量，体重および血清Na濃度を数日間測定する．

第3章 甲状腺疾患――A 甲状腺ホルモン不応症

1 診断基準・アルゴリズム

田上哲也

> **臨床医のための Point ▶▶▶**
> 1. SITSH が診断の端緒となる．
> 2. TSH 産生腫瘍との鑑別が重要である．
> 3. RTHβ，nonTR-RTH，RTHα に区別される．

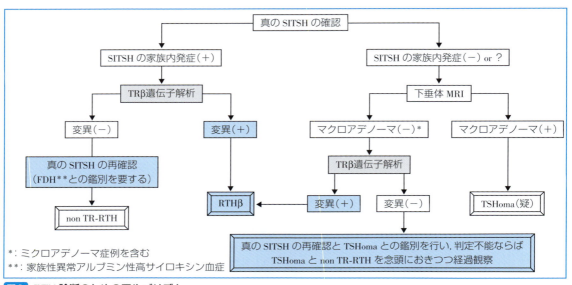

図1 RTH 診断のためのアルゴリズム
〔文献2より引用〕

1 概要

日本甲状腺学会では臨床重要課題として「甲状腺ホルモン不応症診療ガイドライン作成委員会」が進行中であるが，厚生労働省難治性疾患克服研究「ホルモン受容機構異常に関する調査研究」班において，その診断・治療指針が公表されている[1]．

甲状腺ホルモン不応症（RTH）とは，甲状腺ホルモンに対する標的組織の反応性が低下した状態と定義され，基本的には甲状腺ホルモン（T_3）受容体（TR）の異常によるものと考えられている．典型的には TSH 不適切分泌症候群（SITSH），すなわち，血中甲状腺ホルモン（T_4，T_3）が高値にもかかわらず，TSH が不適切な分泌（上昇または抑制されない）状態となる．病因はおもに TRβ アイソフォームの遺伝子異常によるため，TRβ 遺伝子解析を行い，異常が見つかれば（SITSH という表現型を考慮すれば）診断される（RTHβ）．しかし，約15％に TRβ 遺伝子異常の認められない RTH が存在し（non TR-RTH），その原因遺伝子がまだ明らかでないことから，臨床的な診断方法（遺伝子診断が可能になる前に行われていた方法）が必要となる．また，最近発見された TRα 遺伝子異常症（RTHα）は SITSH を示さない．

2 鑑別診断のポイント

臨床的には TSH 産生下垂体腺腫との鑑別が重要であり，おもに両者を区別する目的で，T_3 試験や TRH 試験が施行される（図1）[2]．しかし，試験の煩雑性，判定基準のあいまいさ，有害事象の可能性などから対象は限定される．すなわち家族性があり，SITSH が明瞭で，下垂体腫瘍がない場合は TRβ 遺伝子解析が優先される．さらに，散発性の RTH が 1/4 に認められること，下垂体腫瘍があっても非機能性の偶発腫瘍である可能性があるため，これらの症例にも遺伝子解析は有用である．しかし，上述の TRβ 遺伝子に異常が認められない症例（non TR-RTH），SITSH を呈さない RTH（RTHα）の診断には，T_3 試験は依然として重要である．

文献

1) 難病情報センターホームページ〈http://www.nanbyou.or.jp/sikkan/035_i.htm〉
2) 日本甲状腺学会ホームページ〈http://www.japanthyroid.jp/doctor/problem.html#committee04〉

第3章　甲状腺疾患——A　甲状腺ホルモン不応症

2 T₃試験

田上哲也

≫ 臨床医のための Point ▸▸▸

1 中枢および末梢の T₃ 反応性を検証する.
2 TRH 試験と併用される(別項参照).

前処置	・早朝空腹時，安静臥床 30 分以上
当日の準備	・内分泌機能検査用セット(p.5)，25 mcg チロナミン® 錠，TRH 注 0.5 mg またはヒルトニン® 0.5 mg 注射液 1 アンプル(0.5 mg/mL)
実施方法	・T₃ 投与前日，T₃ 50 µg/day 3 日目，T₃ 100 µg/day 3 日目，T₃ 200 µg/day 3 日目に採血(FT₄，FT₃，TSH，Tg，コレステロール，CK，フェリチン，SHBG)および TRH 試験(別項参照)
判定基準	・総合的に評価(本文参照)
副作用・対処法	・T₃ 投与による甲状腺中毒症状(頻脈や心房細動)に注意 ・症状が強ければ T₃ 200 µg/day による抑制試験は行わない

表1 T₃ 試験における健常者の反応(不応症ではこれより低い反応性を示す)

T₃	100 µg/day	200 µg/day
BMR	基礎値の 117%	基礎値の 120%
睡眠中脈拍	基礎値の 119%	基礎値の 126%
体重	基礎値の 98%	基礎値の 97%
コレステロール	基礎値の 74%	基礎値の 70%
CK	基礎値の 68%	基礎値の 87%
フェリチン	基礎値の 120%	基礎値の 115%
SHBG	基礎値より 9 ± 5 nM 増加	基礎値より 17 ± 7 nM 増加
TRH に対する TSH の反応	前値より 5 ± 2 mU/L 増加	前値より 2 ± 0 mU/L 増加
TRH に対する PRL の反応	前値より 42 ± 7 mU/L 増加	前値より 24 ± 5 mU/L 増加

基礎値とは T₃ 投与前の値. T₃ なしでの TRH 試験については別項参照のこと. TRH に対する TSH・PRL の反応性は不応症で高い(T₃ による抑制がかからないため)

1 目的

即効性の甲状腺ホルモンである合成 T₃ を負荷して，中枢および末梢の反応性(代謝状態)を検証する. 合成 T₄ では T₃ に変換されるステップが介在し，即効性がないため判定までに時間がかかるので使用されない. T₃ 抑制下での中枢の反応性をみるために TRH 試験が併用される.

2 原理

甲状腺ホルモン不応症では T₃ に対する反応性が低下している.

3 事前の処置

T₃ 投与で動悸など甲状腺中毒症状が出現することを事前によく説明する. 下垂体 MRI を施行しておく.

4 当日の準備

内分泌機能検査用セット(p.5)，TRH 注 0.5 mg またはヒルトニン® 0.5 mg 注射液を 1 アンプル.

5 実施方法

Refetoff らの方法を示す[1]. 50，100，200 µg/day の T₃ を 12 時間ごとに各 3 日間，計 9 日間経口投与し，投与前日(day 0)と各量最終日(day 3，6，9)に血液検査ならびに TRH 試験を行う. 体重，睡眠中脈拍(午前 2～4 時)，基礎代謝(BMR)，食事摂取量(カロリー)の測定は毎日行う. 血液検査では甲状腺機能(FT₄，FT₃，TSH，Tg)，コレステロール，クレアチンキナー

ゼ(CK)，フェリチン，SHBG を測定する. TRH 試験では TSH と PRL を測定する.

6 判定基準

明確な判定基準はない. 上記の結果を健常者と比較して総合的に判定する. 表1 に甲状腺ホルモン不応症で有意差のみられた健常者での反応を示す[2].

7 感度・特異度

判定基準を参照.

8 実施に注意を要する例

狭心症などの重篤な心疾患を有する者，妊婦，下垂体腺腫が明らかな場合には実施しない. 下垂体機能低下症を認める場合は副腎皮質ホルモンの補充を十分に行ってから投与を考慮する.

9 副作用・対処法

T₃ 投与による甲状腺中毒症状や不整脈の出現に注意する. 下垂体腫瘍のある症例では TRH 試験による下垂体卒中に注意が必要である.

▎文献▎

1) Refetoff S：Resistance to thyroid hormone. In：Braverman LE, *et al.*(eds)，*Werner & Ingbar's The Thyroid, a fundamental and clinical text.* 9th ed, Lippincott Williams & Wilkins, Philadelphia, 2005；1109-1129.
2) Refetoff S, *et al.*：The syndrome of resistance to thyroid hormone. *Endocr Rev* 1993；14：348-399.

第3章　甲状腺疾患——A　甲状腺ホルモン不応症

3 TRH 試験

吉原　愛，磯崎　収

▶▶ 臨床医のための Point ▶▶▶

1. TSH 産生腫瘍と甲状腺ホルモン不応症との鑑別に有用である．
2. 甲状腺ホルモン不応症では T_3 抑制後も反応を認める．
3. 嚢胞性巨大下垂体腺腫では禁忌である．

前処置	・下垂体腫瘍の有無の評価
当日の準備	・内分泌機能検査用セット（p.5） ・TRH（TRH 注 0.5 mg，ヒルトニン®0.5 mg 注射液）200 µg ・検査用製剤は 500 µg/mL であるが治療用製剤 1 mg/mL と 2 mg/mL もあり注意が必要である
実施方法	・早朝空腹時，安静臥床 30 分以上で実施 ・負荷前採血の後，合成 TRH 200 µg を 30 秒程度で静注する ・負荷後，30，60 分後の採血を行い，TSH を測定する 表（TSH：前 ○，30 ○，60（分）○）
判定基準	・健常者：30 分値が前値の 2.5 倍以上または男性で ≧ 4 µU/mL，女性で ≧ 6 µU/mL の増加 ・甲状腺ホルモン不応症：T_3 抑制後にも TRH に対する反応がある ・TSHoma：T_3 で基礎値の TSH は低下せず，90％ で TRH に対する反応を認めない
副作用・対処法	・下垂体卒中→脳外科医にコンサルテーションして手術も考慮する

	前	30	60（分）
TSH	○	○	○

1 目的

TSH 産生腫瘍（TSHoma）と甲状腺ホルモン不応症および測定上の TSH 高値の鑑別．

2 原理

TSHoma は TRH に反応しないが，甲状腺ホルモン不応症では反応がある．

3 事前の処置

下垂体腫瘍の有無を評価する．80％ 以上はマクロ腺腫のため MRI で確認できる．嚢胞性の巨大下垂体腺腫では下垂体卒中の可能性が高くなり，行うべきでない．

4 当日の準備

TRH の一般名はプロチレリンであり，TRH 注 0.5 mg，ヒルトニン®0.5 mg 注射液がある．検査用製剤は 500 µg/mL であるが治療用製剤 1 mg/mL と 2 mg/mL もあり注意が必要である．

5 実施方法

早朝空腹時，30 分安静臥床し前採血する．TRH 200 µg を緩徐に静注し，30，60 分後に TSH を測定する．

6 判定基準

健常者では 30 分にピークがあり，前値の 2.5 倍以上または男性で 4 µU/mL，女性で 6 µU/mL 以上増加する．甲状腺ホルモン不応症では T_3 の抑制後にも TRH に対する TSH の反応がある．TSHoma では T_3 で TSH の基礎値は低下せず，90％ で TRH に対する TSH の増加を認めない．

7 感度・特異度

TSHoma の 10％ では反応があり，その一部で腫瘍細胞の甲状腺ホルモン受容体（TR）遺伝子変異が報告されている．変異 TR のノックインマウスでも TSHoma や甲状腺腫瘍が発生することより，TR とその共役因子の異常が腫瘍の発生や進展へ関与する可能性が示唆される[1,2]．

8 実施に注意を要する例

嚢胞性の巨大下垂体腺腫および妊婦では禁忌である．

9 副作用・対処法

激しい頭痛は下垂体卒中の可能性があり，脳外科医へ至急コンサルテーションをする．

文献

1) Yoshihara A, et al.：Expression of type 5 somatostatin receptor in TSH-secreting pituitary adenomas：A possible marker for predicting long-term response to octreotide therapy. Endocr J 2007；54：133-138.
2) Lu C, et al.：Activation of phosphatidylinositol 3-kinase signaling promotes aberrant pituitary growth in a mouse model of thyroid-stimulating hormone-secreting pituitary tumors. Endocrinology 2008；149：3339-3345.

第3章 甲状腺疾患——B 甲状腺髄様癌

カルシウム刺激試験

今井常夫

≫ 臨床医のための Point ▸▸▸

1. 甲状腺髄様癌の早期診断に有用．特に遺伝性甲状腺髄様癌（多発性内分泌腫瘍症2型〈multiple endocrine neoplasia type 2：MEN2〉，家族性甲状腺髄様癌〈familial medullary thyroid carcinoma：FMTC〉）の早期診断.
2. 基準値が正常を超えるものの甲状腺髄様癌かどうか疑わしい場合，偽陽性かどうかの判定に有用.
3. 基準値が高値で甲状腺髄様癌の診断が確実な場合は行わない.
4. 甲状腺全摘後に甲状腺髄様癌の治癒判定に有用.

前処置	・特になし（空腹のほうがよい）
当日の準備	・内分泌機能検査用セット（p.5） ・カルシウム（グルコン酸カルシウム：カルチコール®注射液8.5%）0.25 mL/kg/min
実施方法	・外来または入院で実施 ・カルチコール®静注前，3分，5分後に採血，血清カルシトニンを測定
判定基準	・健常者：カルシトニン頂値：男性＜83.7 pg/mL，女性＜67.6 pg/mL ・甲状腺髄様癌：カルシトニン頂値：男性≧83.7 pg/mL，女性≧67.6 pg/mL
副作用・対処法	・全身の熱感→1分以内に自然消失

1 目的

甲状腺髄様癌（medullary thyroid carcinoma：MTC）の診断.

2 原理

カルシウムが甲状腺C細胞を刺激し血中カルシトニン値を上昇させる.

3 事前の処置

特になし.

4 当日の準備

内分泌機能検査用セット（p.5），カルシウム（グルコン酸カルシウム：カルチコール®注射液8.5%）10 mL，1〜2アンプル.

5 実施方法

外来または入院で実施．カルチコール®を体重1kg当たり0.25 mL，1分で静注する[1]．体重がおよそ40 kgの場合，カルチコール®10 mLを1分で静注すればよい．カルチコール®静注前，3分，5分後に採血し，血清カルシトニンを測定する.

6 判定基準

カルシウム刺激後のカルシトニン頂値が男性83.7 pg/mL以上[2]，女性67.6 pg/mL以上[1]のとき，陽性と判定．カルシトニン基礎値が基準上限を少し超えている場合に（10 pg/mL程度），カルシウム刺激後にカルシトニン頂値が上記値を超えなければ甲状腺髄様癌を否定できる．カルシトニン基準値は男性9.52 pg/mL以下，女性6.40 pg/mL以下と記載されている検査会社，男性5.15 pg/mL以下，女性3.91 pg/mL以下と記載されている検査会社がある．いずれの会社においてもロシュエクルーシス®カルシトニン試薬で測定されており，前者がロシュの基準値を採用し，後者が日本人のデータ[3]を採用したことによる違いで，カルシウム刺激後の頂値はどの検査会社で測定しても同じである.

7 感度・特異度

甲状腺超音波検査でとらえられない微小な甲状腺髄様癌やC細胞過形成が本刺激試験で陽性となることから，感度は非常に高いと考えられる[2]．また甲状腺髄様癌以外で甲状腺全摘を受けた場合，カルシウム刺激後のカルシトニン頂値は0.5 pg/mL以下[1,2]であることから特異度も高いと考えられるが，いずれも多数例のデータではない．2015年4月以降，日本においてカルシトニン測定法が変更となり，それ以前と比較して10倍以上高感度となり欧米のデータと比較できるようになった.

8 副作用・対処法

カルチコール®の静注で全身の熱感が半数に認められるが，何も対処しなくても1分以内に自然に消失する．その他のまれな副作用として，尿意・心窩部膨満感・のどがつまる感じ・顔面紅潮・口唇手指のしびれなどを訴えることがあるが，いずれも一過性で特別な対処は必要としない.

文献

1) Kihara M, et al.：Reference values of serum calcitonin with calcium stimulation tests by electrochemiluminescence immunoassay before/after total thyroidectomy in Japanese patients with thyroid diseases other than medullary thyroid carcinoma. *Endocr J* 2016；**63**：627-632.
2) Kihara M, et al.：Serum calcitonin reference values for calcium stimulation tests by electrochemiluminescence immunoassay in Japanese men with non-medullary thyroid carcinoma. *Surg Today* 2018；**48**：223-228.
3) 北川 亘，他：エクルーシス試薬カルシトニンの基礎的・臨床的検討. 医学と薬学 2015；**72**：97-108.

第4章 副甲状腺および関連疾患——偽性副甲状腺機能低下症

Ellsworth-Howard 試験

岡﨑恭子，山口　徹

≫ 臨床医のための Point ▸▸▸

1 PHP の診断および病型の鑑別のために行われる．
2 リン酸反応判定においては付帯条件を満たす必要があり，PHP II 型の診断には慎重を要する．

前処置	・リン吸収阻害薬，Ca 剤の中止（約 1 週間）．検査前日は乳製品摂取を控える
当日の準備	・内分泌機能検査用セット(p.5)，PTH(テリパラチド酢酸塩静注用 100)100 単位，飲水 200 mL；7 回分
実施方法	・標準法（午後 1 時 PTH 投与の場合） ・朝食は乳製品を含まない軽食可 ・午前 9 時に飲水 200 mL．10 時に完全排尿後，飲水 200 mL．その後 1 時間ごとに採尿と飲水 200 mL を午後 4 時まで繰り返す．午後 1 時の採尿後に採血を行い，PTH100 単位を生理食塩水 3 mL に溶かし 3 分以上かけて静注する ・測定項目：尿(尿量，P，Cr，cAMP)，血清(Ca，P，Cr，Alb)
判定基準	・PHP I 型　：リン酸排泄増加量＜ 35 mg/2 h，cAMP 排泄増加量＜ 1 μmol/h および＜ 10 倍 ・PHP II 型：リン酸排泄増加量＜ 35 mg/2 h，cAMP 排泄増加量≧ 1 μmol/h および≧ 10 倍 ※ PHP II 型の存在については議論がある
副作用・対処法	・ショック→担当医師の問診，観察

実施方法の表：

	a.m 9	10	11	12	p.m 1	2	3	4
飲水	○	○	○	○	○	○	○	
採尿			U1	U2	U3	U4	U5	U6
採血 / PTH					○			

1 目的
　偽性副甲状腺機能低下症(PHP)において PTH に対する反応性を確認し，病型の鑑別を行う．

2 原理
　PTH が腎尿細管に作用すると尿中 cAMP およびリン排泄が増加する．PHP では PTH 反応性が低下する．PTH 負荷後の尿中 cAMP 増加がなければ PHP I 型，cAMP 増加はあるがリン酸排泄増加がない場合は PHP II 型と診断するが，II 型の存在については議論がある．

3 事前の処置
　リン吸収阻害薬や Ca 剤は中止する（約 1 週間）．検査前日は乳製品摂取制限が望ましい．

4 当日の準備
　内分泌機能検査用セット(p.5)，PTH(テリパラチド酢酸塩静注用 100)100 単位(小児：100 単位 /m^2)．飲水 200 mL(小児：5 mL/kg)7 回分．

5 実施方法
　標準法（午後 1 時 PTH 投与）．朝食は乳製品を含まない軽食可．午前 9 時に飲水 200 mL．10 時に完全排尿後，飲水 200 mL，その後午後 4 時まで 1 時間ごとに採尿し，採尿後に飲水 200 mL．午後 1 時に採血を行い，PTH を 3 分以上かけて静注する．
　測定項目：尿(尿量，P，Cr，cAMP)，血清(Ca，P，Cr，Alb)．

6 判定基準
　PHP I 型：リン酸排泄増加量＜ 35 mg/2 h，cAMP 排泄増加量＜ 1 μmol/h および＜ 10 倍．
　PHP II 型：リン酸排泄増加量＜ 35 mg/2 h，cAMP 排泄増加量≧ 1 μmol/h および≧ 10 倍．
　PHP II 型の存在については議論がある．
　リン酸排泄増加量：(U4 + U5)−(U2 + U3)
　cAMP 増加量：U4 − U3 および U4/U3

7 感度・特異度
　わが国の副甲状腺機能低下症 178 例の試験成績を元に判定基準が設定された．

8 実施に注意を要する例
　リン酸反応判定にあたっては次の付帯条件を満たす必要がある．検査時低カルシウム高リン血症の状態．PTH 投与前尿中リン酸排泄量≧ 10 mg/2 h．PTH 投与前後 2 時間尿中 Cr 排泄比 0.8 ～ 1.2．PTH 投与前 2 回尿中リン酸排泄差＜ 17.5 mg/h．
　本検査はビタミン D 充足下で行う．

9 副作用・対処法
　ショックを起こす可能性があり，十分な問診と投与後の観察を行う．

文献
1) 福本誠二：偽性副甲状腺機能低下症．日本内科学会雑誌 2002；**91**：1257-1270.
2) 岡崎　亮：副甲状腺機能低下症の病型診断と Ellsworth-Howard 試験．*Clinical Calcium* 2007；**17**：1182-1185.

第5章　副腎および関連疾患——A　クッシング症候群

1 診断基準・アルゴリズム

田辺晶代

> **》》臨床医のための Point 》》》**
> 1. 特徴的身体徴候，高血圧・糖尿病，低カリウム血症，副腎腫瘍の症例を対象に検査を行う．
> 2. 必須項目はコルチゾールの自律性かつ過剰分泌の証明，ACTH 分泌の抑制の証明，副腎病変の確認．
> 3. ACTH・コルチゾールの日内変動，ストレスによる変動に留意して検査を行う．

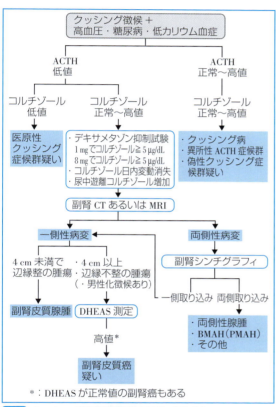

図1 クッシング症候群鑑別のアルゴリズム

1 概要

クッシング症候群に特徴的な身体所見（満月様顔貌，中心性肥満，赤色皮膚線条，皮下出血斑，皮膚の菲薄化など），難治性高血圧，コントロール困難な糖尿病，低カリウム血症，副腎偶発腫などから疑う．

2 必須検査項目

早朝安静時血中 ACTH・コルチゾール測定，コルチゾール日内変動の評価，デキサメタゾン抑制試験（低用量，高用量），尿中遊離コルチゾール測定．副腎画像検査（CT, MRI）．男性化徴候を呈する場合は DHEAS 測定．

3 参考検査項目

白血球数・分画（白血球増加，好酸球減少），血清K濃度（低カリウム血症），血糖値（糖尿病・耐糖能異常），骨密度（骨粗鬆症），腹部エコー（腎結石）など．

4 確定診断および鑑別診断のための検査

① 両側性副腎病変が疑われる場合：副腎 ^{131}I-アドステロールシンチグラフィ．
② 副腎癌が疑われる場合：DHEAS 測定．
③ 血中 ACTH 正常の場合：サブクリニカルクッシング症候群，クッシング病の鑑別．
④ 血中 ACTH 高値の場合：クッシング病，異所性 ACTH 症候群の鑑別．

5 診断のアルゴリズム（図1）

① コルチゾールのネガティブフィードバックによる ACTH 分泌抑制の証明，② コルチゾールの自律性かつ過剰分泌の証明，③ 病変局在診断，を行う．まず，早朝安静時血中 ACTH，コルチゾールを測定する．ACTH，コルチゾール分泌は日内変動を有し，また容易にストレスの影響を受けるため，早朝空腹時に翼状針をあらかじめ留置し，約 30 分の安静臥床後に採血する．採血後の検体は氷中保存し，速やかに血漿分離する．検体を放置すると血中 ACTH 値が実際よりも低値になる可能性があるため注意する．

血中 ACTH が低値，血中コルチゾールが正常～高値の場合は副腎性クッシング症候群を疑い，上記の必須検査を行う．デキサメタゾン抑制試験低用量（1 mg），高用量（8 mg）ともに抑制を認めず，コルチゾール日内変動消失，画像検査で副腎病変を認める場合は副腎性クッシング症候群と診断する．両側性副腎病変を認める場合は ACTH 値からクッシング病，異所性 ACTH 症候群（ともに両側性副腎腫大を示す）を除外し，病変側局在診断のために副腎 ^{131}I-アドステロールシンチグラフィを施行する．多毛などの男性化徴候を認める症例，径 4～5 cm 以上の副腎腫瘍では副腎性アンドロゲン同時産生の副腎癌を鑑別するために DHEAS を測定する．

6 診断基準

平成 8 年度厚生省副腎ホルモン産生異常症調査研究班により「クッシング症候群（副腎性）」の診断の手引きが作成されている[1]．

文献

1) 平成 8 年度厚生省副腎ホルモン産生異常症調査研究班報告書. 1997；234-235.

第5章 副腎および関連疾患——A クッシング症候群

2 デキサメタゾン抑制試験

立木美香，田辺晶代，成瀬光栄

臨床医のための Point ▶▶▶

1. 副腎からのコルチゾール自律性分泌を確認する検査である．
2. デキサメタゾンにより高血糖が誘発される場合があるため注意を必要とする．
3. 少量投与（1 mg）でコルチゾール抑制不十分の場合には，大量投与（8 mg）を行う．
4. 血中コルチゾールが著増している症例では大量投与試験を施行しない．
5. 褐色細胞腫では大量投与（8 mg）で高血圧クリーゼの報告があり，注意を要する．

前処置	・服薬歴（CYP3A4誘導薬：抗てんかん薬，リファンピシンなど）確認 ・糖尿病，消化性潰瘍の既往歴確認，褐色細胞腫の否定
当日の準備	・デキサメタゾン（デカドロン®錠）1 mgまたは8 mg，氷水
実施方法	・外来または入院で実施 ・午後11時にデキサメタゾンを内服 ・内服翌日の早朝空腹時（午前8〜9時），安静臥床30分以上で採血，ACTH・コルチゾール測定 |	第1日	第2日		第3日	
---	---	---	---	---	---
	p.m. 11	a.m. 8〜9	p.m. 11	a.m. 8〜9
DEX服用	1 mg	−	8 mg	−
ACTH・コルチゾール	−	○	−	○	
判定基準	・クッシング症候群：コルチゾール≧5 μg/dL ・サブクリニカルクッシング症候群：コルチゾールがDEX1 mgで≧1.8 μg/dL
副作用・対処法	・高血糖→インスリン等により血糖コントロールを行う

1 目的

コルチゾールの自律性分泌を確認する．

2 原理

正常では外因性のステロイド投与により，内因性のコルチゾール分泌は抑制される．しかし，クッシング症候群ではコルチゾールが副腎から自律性に分泌されているため，少量投与（1 mg）でも大量投与（8 mg）でも抑制されない．

3 事前の処置

糖尿病の有無を確認する．重症の糖尿病を合併する場合には，事前にインスリン等により血糖コントロールを行う．

4 当日の準備

（前日までに）デキサメタゾン（デカドロン®錠）1 mgまたは8 mg，氷水．

5 実施方法

外来または入院で実施．検査前日の午後11時にデキサメタゾンを内服し，検査当日の早朝空腹時（午前8〜9時まで）に安静臥床30分以上で採血，ACTH・コルチゾールを測定する．

6 判定基準

デキサメタゾン1 mg，8 mgとも負荷後のコルチゾールが5 μg/dL以上で陽性．副腎性サブクリニカルクッシング症候群はデキサメタゾン1 mgで1.8 μg/dL以上で陽性．

7 感度・特異度

デキサメタゾン1 mg抑制試験の感度・特異度はともに95%程度である[1]．

8 実施に注意を要する例

デキサメタゾン内服により高血糖を引き起こす場合があるため，事前に糖尿病の有無の確認が必要である．重症の糖尿病を合併している場合にはインスリン等で事前に血糖コントロールを行うが，特に8 mgデキサメタゾン抑制試験後には一時的にインスリン等の増量が必要になる場合がある．血糖コントロール不良の症例では施行すべきではない．

褐色細胞腫の症例では大量投与（8 mg）で高血圧クリーゼを発症したという報告があるため，注意を要する．その他，大量投与後に不眠となる症例がある．

血中コルチゾールが著しく増加している症例（例：40 μg/dL以上）に対する大量投与は，高コルチゾール血症が悪化する可能性があるので施行しないことが望ましい．

9 副作用・対処法

不眠，高血糖．高血糖となった場合には一時的にインスリン等を使用する．

文献

1) Nieman LK, et al.：The diagnosis of Cushing's syndrome：an Endocrine Society Clinical Practice Guideline. J Clin Endocrinol Metab 2008；93：1526-1540.

第5章 副腎および関連疾患——A クッシング症候群

CRH 試験

立木美香, 田辺晶代, 成瀬光栄

臨床医のための Point ▶▶▶

1. 外因性 CRH に対する ACTH の反応性を確認する検査である.
2. 悪心, ほてり, 動悸を認めるが, 一過性(数分〜10分程度)で自然軽快する.

前処置	・特になし
当日の準備	・内分泌機能検査用セット(p.5) ・CRH(ヒト CRH 静注用 100 μg)1 バイアル
実施方法	・外来または入院で実施 ・早朝空腹時(午前8〜9時), 安静臥床30分以上で実施 ・CRH 投与前, 30, 60, 90分後に採血, ACTH・コルチゾール測定 |	前	30	60	90(分)
---	---	---	---	---
ACTH	○	○	○	
コルチゾール	○		○	○	
判定基準	・クッシング症候群：ACTH は基礎値低値・無反応または低反応, コルチゾールは基礎値高値・無反応または低反応
副作用・対処法	・一過性の動悸, 悪心, ほてり→安静で経過観察

1 目的

コルチゾールの自律性分泌による ACTH の分泌抑制の程度を確認する. 判定基準に決まったものはなく, ACTH 基礎値が抑制されている副腎性クッシング症候群の診断に際して必ずしも必要ではない.

2 原理

健常者では CRH 投与により ACTH・コルチゾールの分泌が増加する. しかし, 副腎性クッシング症候群では副腎からのコルチゾール自律過剰分泌によるネガティブフィードバックのため, 下垂体からの ACTH 分泌が抑制されている. このため CRH に対し ACTH が反応しない. 副腎性サブクリニカルクッシング症候群ではコルチゾールの自律分泌能の強さに応じて ACTH の反応性が異なる.

3 事前の処置

特になし.

4 当日の準備

内分泌機能検査用セット(p.5), ヒト CRH 静注用 100 μg(1 バイアル).

5 実施方法

外来または入院で実施. 早朝空腹時(午前8〜9時), 翼状針を用いて静脈ラインを確保する. 安静臥床30分以上経過後に負荷前採血を行う. 採血後ヒト CRH 静注用 100 μg をゆっくり静脈内投与し, ACTH を 30, 60分後に, コルチゾールを 60, 90分後に採血する.

6 判定基準

健常者では ACTH・コルチゾールのピークが前値の 1.5 倍以上, あるいは ACTH の頂値(負荷後30分)が 60 pg/mL 以上, コルチゾールの頂値(負荷後60分)が 15 μg/dL 以上に増加する. しかし, 副腎性クッシング症候群では ACTH は基礎値低値・無反応または低反応, コルチゾールは基礎値高値・無反応または低反応となる. 副腎性サブクリニカルクッシング症候群では ACTH の基礎値にかかわらず無反応となることがある.

7 感度・特異度

副腎性クッシング症候群では報告がない.

8 実施に注意を要する例

特になし.

9 副作用・対処法

悪心, ほてり, 動悸を認めるが, 一過性で数分〜10分程度で自然軽快する. 事前に患者に一過性の症状であることを説明し, 不安感を取り除く.

第5章　副腎および関連疾患——A　クッシング症候群

4 日内変動

田辺晶代

≫ 臨床医のための Point ▶▶▶

1 深夜就寝中の採血であるが，ストレスのない状態で実施する.

前処置	・入院（少なくとも入院後48時間以降の実施が望ましい），ストレスの回避
当日の準備	・内分泌機能検査用セット（p.5）
実施方法	・30分以上の安静臥床，採血の30分以上前に採血ライン確保 ・早朝空腹時（午前6〜8時），および深夜就寝中（午後11時〜午前0時）に採血
判定基準	・クッシング症候群：深夜就寝時コルチゾール≧5 μg/dL（日内変動の消失） （≧7.5 μg/dL でクッシング症候群が示唆されるとする文献もあり）[1] ・偽性クッシング症候群：午後11時のコルチゾール≦14.5 μg/dL，午前0時のコルチゾール≦7.5 μg/dL[2]
副作用・対処法	・特になし

1 目的

ACTH・コルチゾールの日内変動の有無を評価する.

2 原理

健常者では ACTH 分泌は早朝に最高値を示し，夕方には低値，就寝中の深夜に最低値となる. ACTH により調節されるコルチゾールも同様の変動を示す. これを日内変動（サーカディアンリズム）とよぶ. 副腎性クッシング症候群では副腎からのコルチゾール自律性過剰分泌により ACTH 分泌が抑制され，コルチゾールも自律分泌のため日内変動が消失する. つまり夜間のコルチゾール分泌の低下を認めなくなる.

3 事前の処置

原則，入院で実施する. ACTH・コルチゾールは精神的ストレス（疼痛等），肉体的ストレス，運動，重症感染症，心不全等の影響を受けるのでこれらを回避する.

4 当日の準備

内分泌機能検査用セット（p.5）.

5 実施方法

入院自体がストレスとなるため，入院48時間以降の検査が望ましい. 早朝（午前6〜8時）と深夜就寝時（午後11時〜午前0時）の2回採血する. 翼状針を用いて肘正中静脈に静脈路を確保する. 凝固防止のため生理食塩水を少量注入し，ペアン鉗子でクランプする. 安静臥床30分以上経過後に採血する. 血液は氷冷し速やかに検査室に提出，ACTH・コルチゾールを測定する.

6 判定基準

健常者の場合は，就寝中の深夜コルチゾール<5 μg/dL となる. 一方，クッシング症候群ではコルチゾールが自律性に分泌されるため，この基準を超える値が持続する. 深夜コルチゾール7.5 μg/dL 以上でクッシング症候群が示唆されるという報告もある[1].

また，深夜コルチゾールが基準値以上だが，午後11時のコルチゾール14.5 μg/dL 以下，午前0時コルチゾール7.5 μg/dL 以下であればクッシング症候群は否定的[2]（偽性クッシング症候群）とされる.

7 感度・特異度

判定基準値は文献によって様々である. 深夜就寝時コルチゾール<7.5 μg/dL を基準とした場合，感度96%，特異度95% と両者ともに高い値となったとされている[3]. また深夜覚醒時コルチゾール<8.3 μg/dL とした場合，感度91.8%，特異度96.4% とされている. コルチゾール<1.8 μg/dL とした場合は，感度にすぐれるものの特異度に限界がある[4].

8 実施に注意を要する例

深夜コルチゾール<5 μg/dL を正常な日内変動の基準とするが，ストレスの影響を受けやすく特異度が低下することが問題である. 昼夜逆転で夜間に覚醒する生活リズムの場合は，夜間の ACTH・コルチゾール分泌低下を認めない可能性がある. したがって，スクリーニングには適しているが日内変動のみで ACTH・コルチゾール自律性分泌の有無の判断はできない. 臨床症状に加え，尿中コルチゾール値，デキサメタゾン抑制試験等の結果を合わせて判断することが大切である.

9 副作用・対処法

ストレスの影響から正確な値を得られない場合（偽陽性となる）がある. 予想外の結果が得られた場合は複数回測定することが望ましい.

文献

1) Stewart PM：The adrenal cortex. Kronenberg HM, *et al.*（eds），*Williams Textbook of Endocrinology*. 11th ed, Saunders Elsevier, Philadelphia, 2008；468.
2) Papanicolaou DA, *et al.*：A single midnight serum cortisol measurement distinguishes Cushing's syndrome from pseudo-Cushing states. *J Clin Endocrinol Metab* 1998；**83**：1163-1167.
3) Vilar L, *et al.*：Pitfalls in the diagnosis of Cushing's syndrome. *Arq Bras Endocrinol Metab* 2007；**51**：1207-1216.
4) Reimondo G, *et al.*：Evaluation of the effectiveness of midnight serum cortisol in the diagnostic procedures for Cushing's syndrome. *Eur J Endocrinol* 2005；**153**：803-809.

第5章 副腎および関連疾患──B サブクリニカルクッシング症候群

1 診断基準・アルゴリズム

明比祐子，柳瀬敏彦

> **》》臨床医のための Point ▶▶▶**
> 1. 副腎腫瘍では，デキサメタゾン1 mg 抑制試験でスクリーニングする．
> 2. クッシング徴候（満月様顔貌，水牛様肩，中心性肥満，赤色皮膚線条など）を認めない．

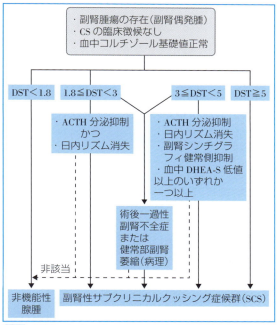

図1 診断アルゴリズム
CS：クッシング症候群，DST：1mg デキサメタゾン抑制試験．
数字は血中コルチゾール値（μg/dL）
ACTH 分泌抑制：血中 ACTH ＜ 10pg/mL または CRH 負荷に対する低反応（＜ 1.5倍）
日内リズム消失：21～24時血中コルチゾール値 ≧ 5 μg/dL
〔文献2 より引用〕

1 概要

　副腎腫瘍患者のなかにはクッシング症候群に特徴的な身体所見を認めないが，血中コルチゾールの日内変動を認めなかったり，デキサメタゾンによる抑制の程度が不十分であったりする症例が存在する．コルチゾールの分泌総量があまり過剰でないか，自律性分泌が比較的低い症例と考えられ，サブクリニカルクッシング症候群の名称でよばれる．非機能性副腎腫瘍に近いものから，コルチゾールの自律性分泌が比較的顕著で顕性クッシングに近いものまで，その臨床内分泌学的病態は広いスペクトルを示す．わが国の診断基準は，1996年に厚生省特定疾患調査研究副腎班より提唱されて以来，広く用いられてきたが，日本内分泌学会主導で見直しが検討され，2017年に新診断基準が提示された．旧基準との大きな違いは，診断の核となる1 mg デキサメタゾン抑制負荷（DST）後の血中コルチゾール（F）のカットオフ値が，$1.8 \leq F < 3$ μg/dL，$3 \leq F < 5$ μg/dL，5 μg/dL ≦ F の3つに階層化され，値に応じて診断に必要な付帯条件が異なることである．

2 新診断アルゴリズム（2017年）（図1）

　副腎偶発腫をみたらスクリーニングとして全例に overnight 法のデキサメタゾン1 mg 負荷を実施し，翌朝コルチゾール 1.8 μg/dL 未満であれば本症を否定する．1.8 μg/dL 以上 3 μg/dL 未満の場合，① ACTH 分泌抑制と②日内リズムの消失の2項目を満たせば診断できる．また 3 μg/dL 以上 5 μg/dL 未満の場合は旧基準と同じであり，①②の2項目に③副腎シンチグラフィにおける健常側の集積抑制と④血中 DHEA-S 低値の項目が追加され，これら4項目から1項目以上満たせば診断できる．ただし，いずれも術後に一過性の副腎不全がみられるか，あるいは摘出した副腎の正常部分の萎縮があれば，前述の付帯項目なく診断可能である．一方，5 μg/dL 以上であれば，それのみでサブクリニカルクッシング症候群と診断できる（図1）．
　一般医家の場合はデキサメタゾンでの抑制が不十分と判断された時点で，内分泌専門医へのコンサルテーションを勧める．

文献
1) 名和田 新：厚生省特定疾患「副腎ホルモン産生異常症」調査研究班平成7年度研究報告書．1996：223-226.
2) 柳瀬敏彦，他：日本内分泌学会臨床重要課題 潜在性クッシング症候群（下垂体性と副腎）の診断基準の作成「副腎性サブクリニカルクッシング症候群 新診断基準」の作成と解説．日本内分泌学会雑誌 2017；93（Suppl）：1-18.

第5章 副腎および関連疾患——B サブクリニカルクッシング症候群

2 デキサメタゾン抑制試験

方波見卓行，田中　逸

▶▶ 臨床医のための Point ▶▶▶

1 サブクリニカルクッシング症候群の診断に必須の検査である．

2 判定法の国際的合意はないが，厚労省研究班による診断基準がわが国では汎用され，2018年に改訂された．

3 事前の血糖測定，服薬歴，消化性潰瘍既往歴，褐色細胞腫の否定が肝要である．

前処置	・服薬歴(CYP3A4 誘導薬：抗てんかん薬，リファンピシンなど)の確認 ・糖尿病，消化性潰瘍の既往歴確認 ・褐色細胞腫の否定		
当日の準備	・内分泌機能検査用セット(p.5) ・デキサメタゾン(デカドロン® 錠 0.5 mg)1 mg		
実施方法	・外来または入院で実施 ・内服翌日の早朝空腹時(午前8〜9時)，安静臥床30分以上で採血，ACTH・コルチゾール測定		
		第1日	第2日
		p.m. 11	a.m. 8〜9
	DEX 服用	1 mg	−
	ACTH・コルチゾール	−	○
判定基準	・サブクリニカルクッシング症候群：DEX 1 mg 後の血清コルチゾール≧ 1.8 μg/dL		
副作用・対処法	・血糖上昇にはインスリンを，消化器症状出現時には抗潰瘍薬を投与		

1 目的

副腎偶発腫からのコルチゾール自律性分泌のスクリーニングで，わが国のサブクリニカルクッシング症候群(SCS)の新診断基準[1]では本検査での異常は診断に必須である．

2 原理

強力なグルココルチコイドであるデキサメタゾン(デカドロン®，DEX)を外因性に投与して，視床下部-下垂体-副腎皮質(HPA)系にネガティブフィードバックをかける．腫瘍からのF分泌に自律性があればこの抑制が十分にかからない．

3 事前の処置

事前，事後に血糖値を確認し，高値例では速やかに加療する．DEX 代謝を促進する CYP3A4 誘導薬(抗てんかん薬，リファンピシンなど)は偽陰性の一因となるため服薬の有無を聴取する．まれだが高用量 DEX 負荷後に褐色細胞腫の高血圧クリーゼを発症したとの報告もあり，褐色細胞腫を事前に否定するのが望ましい．

4 当日の準備

内分泌機能検査用セット(p.5)，0.5 mg のデキサメタゾン錠を2錠．

5 実施方法

外来または入院で実施するが，採血前日の午後10〜11 時に DEX 1 mg を服薬して，翌日の早朝空腹時(午前8〜9時)に 20〜30 分間の安静臥床をとらせて採血する．測定項目は各回とも ACTH とコルチゾールである．

6 判定基準

日本内分泌学会[1]，米国内分泌学会[2]の基準ともDEX 1 mg 後の血清コルチゾールが≧ 1.8 μg/dL の場合を抑制不十分と判定する．ただし，わが国の SCS 診断基準ではこの値が1.8〜2.9 μg/dL，3.0〜4.9 μg/dL，≧ 5.0 μg/dL かにより診断要件が異なる点に注意を要する．現在判定法に関する国際的な合意はない．

7 感度・特異度

不明．

8 実施に注意を要する例

事前の処置の項参照．

9 副作用・対処法

血糖上昇にはインスリンを，消化器症状出現時には抗潰瘍薬の投与を行う．

▌文献▐

1) Yanase T, et al.：New diagnostic criteria of adrenal subclinical Cushing's syndrome：opinion from the Japan Eudocrine Society. Endocr J 2018；**65**：383-393.

2) Nieman LK, et al.：The diagnosis of Cushing's syndrome：an Endocrine Society Clinical Guideline. J Clin Endocrinol Metab 2008；**93**：1526-1540.

第5章　副腎および関連疾患——C　BMAH（PMAH）

1 診断基準・アルゴリズム

沖　隆

≫ 臨床医のための Point ▶▶▶

1 両側性副腎病変によるクッシング症候群の代表的疾患である．

2 クッシング徴候は軽微な例が多い．

3 しばしば，異所性受容体発現を認める．

クッシング徴候あるいは両側性副腎偶発腫

↓

内分泌検査
1) ACTH 低値
2) 血中コルチゾール正常〜高値
3) コルチゾール日内変動消失
4) 尿中遊離コルチゾール正常〜高値
5) デキサメタゾン抑制試験
　（クッシング症候群あるいはサブクリニカルクッシング症候群に準じる）
6) ACTH 刺激試験でコルチゾール上昇
7) CRH 試験で ACTH 上昇認めず
8) 尿中 17-KS あるいは血中 DHEAS 低値（まれに増加）
※異所性受容体を認める例あり（表1）

↓

画像診断
1) CT あるいは MRI で両側副腎の結節性腫大
2) アドステロールシンチグラフィで両側副腎に集積増大
3) MRI で下垂体病変なし
[鑑別]
両側性副腎皮質腺腫

図1 BMAH（PMAH）診断基準
〔文献1より引用改変〕

1 概要

　両側性大結節性副腎皮質過形成（bilateral macronodular adrenocortical hyperplasia：BMAH）・原発性大結節性副腎皮質過形成（primary macronodular adrenocortical hyperplasia：PMAH）は，両側性副腎病変による ACTH 非依存性クッシング症候群の代表的疾患である．以前は，クッシング徴候のための受診で，病型鑑別のうえで診断されていた．しかし，画像診断の発達とともに副腎偶発腫として見出され，クッシング徴候を認めないサブクリニカルクッシング症候群として診断される例が少なくない．

　診断基準が平成7年度厚生労働省「副腎ホルモン産生異常症」調査研究班から報告されている（図1）[1]．しかし，現在は尿中 17-OHCS が測定できないため，尿中遊離コルチゾールの測定を用いる．また，ACTH 低値のため尿中 17-KS や血中 DHEAS は低下すること

表1 異所性受容体発現のスクリーニング

GIP 受容体	食事負荷，75 g OGTT
バゾプレシン受容体（V1a，V1b，V2）	立位負荷，バゾプレシン（ピトレシン®）負荷
アンジオテンシンⅡ受容体	立位負荷
β アドレナリン受容体	立位負荷
TSH 受容体	TRH 負荷
LH/hCG 受容体	LHRH（GnRH）負荷
5-HT4 受容体	塩酸メトクロプラミド負荷

が多い．ACTH 非依存性の診断名のため誤解されやすいが，BMAH（PMAH）の特徴として外因性 ACTH にコルチゾールが増加反応することがあげられる．一方，CRH 試験では ACTH の抑制がみられる．ただし，わずかの ACTH 上昇に血中コルチゾールが増加反応することがある．血中コルチゾールの日内変動は消失する．大量（8 mg）デキサメタゾン抑制試験でも，血中コルチゾールは抑制されない．

2 BMAH（PMAH）の成因

　BMAH（PMAH）の成因としていくつかの機序が想定されている．Gsα の遺伝子異常により，cAMP 系が常に活性化されているものや，副腎皮質における異所性受容体の発現が認められるものなどがある[2]．これまでに報告されている異所性受容体と臨床的検査法を表1にまとめる．異所性受容体として Gastric Inhibitory Polypepide（GIP）受容体がよく知られ，いわゆる食事依存性クッシング症候群となる．しかし本邦では報告が少なく，むしろバゾプレシン受容体を高頻度に認める．さらに最近の研究では，BMAH（PMAH）の約半数に ARMC5 体遺伝子および胚遺伝子異常が認められている．

▌文献▌

1) 出村　博，他：厚生労働省「副腎ホルモン産生異常症」調査研究班　平成7年度研究報告書．1996；236-240．

2) Lacroix A, et al.：Ectopic and abnormal hormone receptors in adrenal Cushing's syndrome. Endocr Rev 2001；**22**：75-110．

第5章 副腎および関連疾患——C BMAH（PMAH）

2 食事負荷試験

沖　隆

≫ 臨床医のための Point ▶▶▶

1 食事依存性クッシング症候群のスクリーニング検査である．
2 標準的な食事を用いて行う．
3 75 g OGTT でも代用可能である．

前処置	・前日夕食後から禁食 ・糖質を含む飲料水の禁止					
当日の準備	・内分泌機能検査用セット（p.5） ・通常食					
実施方法	・安静臥床 30 分後前採血，食事後 30，60，90，120，180 分に採血 ・血中コルチゾール，ACTH，IRI，血糖値を測定					

	前	30	60	90	120	180（分）
コルチゾール	○	○	○	○	○	○
ACTH	○	○	○	○	○	○
IRI	○	○	○	○	○	○
血糖	○	○	○	○	○	○

判定基準	・健常者：ACTH，コルチゾールとも無反応 ・BMAH：インスリンの上昇に伴ってコルチゾールが上昇．ACTH は低値で不変
副作用・対処法	・特になし

1 目的
食事依存性クッシング症候群のスクリーニングとして行う．

2 原理
標準的な炭水化物を含む食事の経口摂取により，インクレチンの一つである GIP が血中で増加する．副腎に GIP 受容体を異所性発現した BMAH（PMAH）あるいは副腎腺腫においては，GIP の増加に伴い血中コルチゾールが増加する[1]．食事負荷が困難な場合や外来では，75 g OGTT で代用できる．経静脈的ブドウ糖負荷試験（intravenous glucose tolerance test：IVGTT）は血中 GIP を上昇させないため，代用できない．

3 事前の処理
前日の夕食摂取後，禁食とする．水分摂取を禁ずる必要はないが，糖質を含む飲料水は禁止する．

4 当日の準備
当日の朝食は禁食とし，検査開始前に 30 分以上安静臥床を指示する．入院中であれば，通常の朝食を用意する．留置する場合は，翼状針や生理食塩水（内分泌機能検査用セット，p.5）を用意する．

5 実施方法
30 分以上安静臥床後に採血を行い，通常の炭水化物を含む朝食を摂取させる．摂取後，30，60，90，120，180 分に採血を行う．採血前は安静臥床が望ましい．コルチゾール，ACTH，血糖値，IRI を測定す

る．あとで，GIP を測定する可能性があるため，エチレンジアミン四酢酸（ethylenediaminetetraacetic acid：EDTA）・アプロチニン入りの採血管で採血を行い，血漿を冷凍保存するとよい．GIP 測定は保険適用ではない．

6 判定基準
血中インスリンの上昇を確認し，GIP の上昇を間接的に推測する．空腹時（検査前）の血中コルチゾールは，かえって低値のことが多い．血中インスリンの上昇に続いて血中コルチゾールが上昇する．血中 ACTH は低値のまま変化しない．

7 感度・特異度
まとまった検討はなく，感度・特異度は明らかではない．

8 実施に注意を要する例
糖尿病を合併し（超）即効型インスリンを食前に使用している例では，インスリンを使用せず食事負荷を行う．IRI の代わりに C ペプチドの測定を考慮する．

9 副作用・対処法
通常の朝食をとるのみであり，特に副作用はない．

▌文献▐
1) N'Diaye N, et al.：Asynchronous development of bilateral nodular adrenal hyperplasia in gastric inhibitory polypeptide-dependent Cushing's syndrome. J Clin Endocrinol Metab 1999；**84**：2616-2622.

第 5 章　副腎および関連疾患——C　BMAH（PMAH）

3 LHRH 試験

鈴木佐和子，龍野一郎，横手幸太郎

≫ 臨床医のための Point ▶▶▶

1 LHRH 負荷によるコルチゾール分泌を評価する.

2 ACTH 上昇を伴わず，コルチゾールが基礎値から 50% 以上増加した場合を陽性と判定する.

3 陽性の場合，異所性受容体（主に LH/hCG 受容体）の存在が示唆される.

前処置	・前日夕食後から禁食 ・妊娠の否定					
当日の準備	・内分泌機能検査用セット（p.5），LHRH（LH-RH 注 0.1mg）1 アンプル＝ 0.1 mg/0.5 mL					
実施方法	・外来または入院で実施. ・安静臥床 30 分以上で採血 ・LH-RH 注 0.1 mg 1 アンプルを生理食塩水 5 mL に希釈し 1 ～ 2 分かけて静脈注射，15，30，60，90，120 分後に採血，ACTH・コルチゾール・LH・FSH を測定					
		前	15	30	60	90	120（分）
	ACTH，コルチゾール，LH，FSH	○	○	○	○	○	○
	テストステロン（男性）/ エストラジオール（女性）	○					
判定基準	・陽性：ACTH 上昇を伴わず，コルチゾールが基礎値から 50% 以上の上昇を認める					
副作用・対処法	・副作用はまれだが，ショック（頻度不明）を起こすことがあるので十分注意する					

1 目的

BMAH（PMAH）における LHRH 反応性コルチゾール分泌のスクリーニングとして行う.

2 原理

妊娠や閉経時にクッシング症候群を呈する BMAH（PMAH）症例が存在し，主に副腎皮質の LH/hCG 受容体が病態にかかわっていることが明らかとなっている[1,2]. LH/hCG 受容体が過剰発現した BMAH（PMAH）では，LHRH 負荷によって下垂体から分泌された LH によりコルチゾールの分泌が引き起こされる.

3 事前の処置

前日夕食後から禁食，妊娠の否定.

4 当日の準備

内分泌機能検査用セット（p.5），LHRH 注射液（LH-RH 注 0.1mg，1 アンプル = 0.1 mg/0.5 mL）.

5 実施方法

外来または入院で実施. 安静臥床 30 分以上で採血，LH-RH 注 0.1 mg 1 アンプルを生理食塩水 5 mL に希釈し 1 ～ 2 分かけて静脈注射，15，30，60，90，120 分後に採血，ACTH・コルチゾール・LH・FSH を測定する.

6 判定基準

ACTH 上昇を伴わず，コルチゾールが基礎値から 50% 以上の上昇を認めた場合を陽性（反応あり）と判定する. 海外では 25 ～ 49% を partial response としている施設もある. LH は投与 30 分後に頂値に達し，前値の 5 ～ 10 倍以上の増加，FSH は LH より遅れ前値の 1.5 ～ 2.5 倍以上の増加が認められれば刺激として十分と判定する（ただし，反応は年齢，性，月経周期により異なることに注意する）.

なお，LHRH 試験で陽性であった場合，LH/hCG 受容体だけなくまれに FSH 受容体あるいは LHRH 受容体を介したコルチゾール分泌の可能性もあり，hCG・LH・FSH 刺激試験や遺伝子検査と組み合わせて確認する.

7 感度・特異度

不明.

8 実施に注意を要する例

下垂体腺腫を併発している場合，下垂体卒中（0.1% 未満）が現れることがあるので注意する. 妊娠あるいは妊娠している可能性のある女性には投与しない（動物実験で流産，分娩遅延の報告あり）.

9 副作用・対処法

副作用はまれであるが，ショック（頻度不明）を起こすことがあるので十分注意し，必要に応じて適切な処置を行う.

文献

1) Lacroix A, et al.：Leuprolide acetate therapy in luteinizing hormone-dependent Cushing's syndrome. N Engl J Med 1999；341：1577-1581.

2) Feelders RA, et al.：Luteinizing hormone（LH）-responsive Cushing's syndrome：the demonstration of LH receptor messenger ribonucleic acid in hyperplastic adrenal cells, which respond to chorionic gonadotropin and serotonin agonists in vitro. J Clin Endocrinol Metab 2003；88：230-237.

第 5 章　副腎および関連疾患——C　BMAH（PMAH）

4　バゾプレシン試験

鈴木佐和子，龍野一郎，横手幸太郎

▶▶ 臨床医のための Point ▶▶▶

1 バゾプレシン依存性コルチゾール分泌を評価する．
2 検査前日にデキサメタゾンを投与し，内因性の ACTH 分泌を抑制する．
3 陽性の場合，副腎皮質のバゾプレシン V1a 受容体の存在が示唆される．

前処置	・前日夕食後から禁食 ・内因性 ACTH 分泌を抑制する目的で前日にデキサメタゾン（デカドロン® 錠 0.5 mg）16 錠，分 4 を経口投与					
当日の準備	・内分泌機能検査用セット（p.5），バゾプレシン（ピトレシン® 注射液 20）5 単位＝ 1/4 アンプル					
実施方法	・入院で実施．安静臥床 30 分以上で採血 ・バゾプレシン（ピトレシン® 注射液）5 単位を皮下注射し，15，30，60，90，120 分後に採血，ACTH・コルチゾールを測定．また，採血時に血圧・脈拍も測定					
		前	15	30	60	90	120（分）
	ACTH	○	○	○	○	○	○
	コルチゾール	○	○	○	○	○	○
判定基準	・陽性：ACTH 上昇を伴わずに，コルチゾールが基礎値から 50％ 以上の上昇を認める					
副作用・対処法	・虚血性心疾患，高度な高血圧，心不全は禁忌 ・副作用として平滑筋収縮作用があるため頭痛，腹痛，下痢，嘔吐，血圧増加に注意					

1 目的

BMAH（PMAH）におけるバゾプレシン依存性コルチゾール分泌のスクリーニングとして行う．

2 原理

正常副腎には少量のバゾプレシン V1a 受容体が発現しているが，そのホルモン分泌に及ぼす生理的意義は少ない．副腎皮質のバゾプレシン V1a 受容体が過剰発現する BMAH（PMAH）が存在し，バゾプレシン負荷に伴い血中コルチゾールが増加する[1~4]．

3 事前の処置

バゾプレシンはバゾプレシン V1b 受容体を介して下垂体性 ACTH 分泌を刺激するため，前日に下垂体性 ACTH 分泌を抑制する目的でデキサメタゾン（デカドロン® 錠 0.5 mg）16 錠，分 4 を経口投与する．

4 当日の準備

内分泌機能検査用セット（p.5），バゾプレシン（ピトレシン® 注射液 20）5 単位．1 アンプル＝ 20 単位 /1 mL であるため 1/4 アンプルに相当することに注意．

5 実施方法

入院で実施．安静臥床 30 分以上で採血，バゾプレシン（ピトレシン® 注射液）5 単位を皮下注射（施設により 10 単位筋注で実施）し，15，30，60，90，120 分後に採血，ACTH・コルチゾールおよび血圧・脈圧測定．

6 判定基準

ACTH 上昇を伴わずにコルチゾールが基礎値から 50％ 以上の上昇を認めた場合，陽性（反応あり）と判定する．海外では 25 ～ 49％ を partial response としている施設もある．

7 感度・特異度

BMAH（PMAH）の 50％ 以上で陽性[3, 4]．

8 実施に注意を要する例

バゾプレシンは全身の血管を収縮させる作用があるため，虚血性心疾患および重度の高血圧患者には行わない．また，心不全，重度の喘息，腎不全，てんかん，片頭痛患者は病態を悪化させるおそれがあるため行わない．前日にデキサメタゾン 8 mg を内服するため，コントロール不良の糖尿病患者には施行できない．

9 副作用・対処法

頭痛，腹痛，下痢，嘔吐，血圧増加に注意する．副作用出現時には適切な処置を行うこと．

文献

1) Christopoulos S, et al.：Clinical and subclinical ACTH-independent macronodular adrenal hyperplasia and aberrant hormone receptors. Horm Res 2005；64：119-131.
2) Tatsuno I, et al.：Vasopressin responsiveness of subclinical Cushing's syndrome due to ACTH-independent macronodular adrenocortical hyperplasia. Clin Endocrinol (Oxf) 2004；60：192-200.
3) Suzuki S, et al.：Hyper-responsiveness of adrenal gland to vasopressin resulting in enhanced plasma cortisol in patients with adrenal nodule(s). Peptides 2008；29：1767-1772.
4) Hofland J, et al.：ACTH-independent macronodular adrenocortical hyperplasia reveals prevalent aberrant in vivo and in vitro responses to hormonal stimuli and coupling of arginine-vasopressin type 1a receptor to 11β-hydroxylase. Orphanet J Rare Dis 2013；8：142.

第5章 副腎および関連疾患——D 原発性アルドステロン症

1 診断基準・アルゴリズム

立木美香, 成瀬光栄, 田辺晶代

≫ 臨床医のための Point ▶▶▶

1. 高血圧患者では PAC, PRA を測定し, 両者の比率である ARR でスクリーニングする.
2. ARR には PRA 低値が大きく影響するため, 特に PAC > 120 pg/mL の場合に積極的に精査する.
3. 機能確認検査は 1 種類の陽性を確認する.
4. 病変の局在診断には CT と副腎静脈サンプリングを実施する.

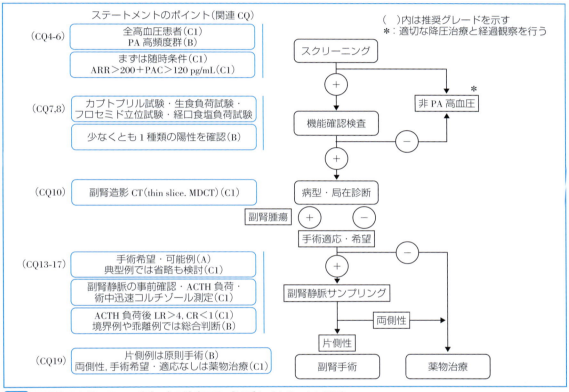

図1 原発性アルドステロン症(PA)の診療アルゴリズム〔文献1より引用〕
推奨グレード A:行うように強く勧められる, B:行うように勧められる, C1:十分な科学的根拠がないが, 行うことを考慮してもよい

1 概要

日本内分泌学会は臨床重要課題『原発性アルドステロン症ガイドライン実施の実態調査と普及に向けた標準化に関する検討』委員会により, 診断, 治療の主要なクリニカルクエスチョンに対するコンセンサス・ステートメントを策定している[1]. Minds 2007 年版, 2014 版に準拠して作成されたもので, 客観性を担保するため, 6 段階のエビデンス・レベル, 5 段階の推奨グレードが表記されている.

2 アルゴリズムの要点

PA はカリウム値が正常の場合が多く, 血性カリウム値から EH と鑑別することが困難なことから, 全高血圧患者でのスクリーニングが望ましいが, 費用対効果のエビデンスが未確立なため, PA 高頻度と考えられる高血圧患者での積極的なスクリーニングが推奨される. スクリーニングに際して降圧薬は可能な限り β ブロッカー, 利尿薬, MR 拮抗薬を Ca 拮抗薬, α ブロッカーなどに変更するが, 血圧管理が第一優先である. スクリーニングは ARR > 200 と PAC > 120 pg/mL の組み合わせでの実施が推奨される. 機能確認にはカプトプリル試験, 生食負荷試験, フロセミド立位試験, 経口食塩負荷試験のなかから少なくとも 1 種類の陽性を確認する. 実施の容易さ, 安全性の面からまずカプトプリル試験の実施が推奨される. 副腎腫瘍の確認のためまず副腎 SDCT を実施するが, 手術適応を考慮する場合は AVS の実施が推奨される. AVS の成

功率向上には造影 MDCT による右副腎静脈の走行確認と術中迅速コルチゾール測定が有用である。ACTH 負荷も成功率を向上させるが，局在診断能を向上させるエビデンスはない。AVS のカテーテル挿入の成否は Selectivity Index（SI）で判定，局在判定は ACTH 負荷後 Lateralized ratio（LR）＞ 4 かつ Contralateral ratio（CR）＜ 1 の場合に一側性とする。判定基準間，ACTH 負荷前後などで局在判定結果が乖離を示す場合は，総合判定する。35 歳以下の典型的な PA 例では，AVS の省略も考慮する。片側性病変では病側の副腎摘出術，両側性病変や手術不能な場合は，MR 拮抗薬を第一選択とする薬物治療を行う（図 1）。

▌文献▌

1）日本内分泌学会：わが国の原発性アルドステロン症診療に関するコンセンサス・ステートメント，日本内分泌学会雑誌　2016：**92**（suppl）：1-49

第5章　副腎および関連疾患——D　原発性アルドステロン症

2 カプトプリル試験

成瀬光栄，立木美香，田辺晶代

≫ 臨床医のための Point ▸▸▸

1 原発性アルドステロン症の機能確認検査の1つで最も実施が容易である．

2 PAではカプトプリル投与後も，ARR ≧ 200に維持される．

前処置	・血圧のコントロール（Ca拮抗薬，α遮断薬に変更〈1～2週間程度〉）
当日の準備	・内分泌機能検査用セット（p.5） ・カプトプリル50 mg（25 mg 2錠または12.5 mg 4錠）
実施方法	・外来または入院で実施 ・原則として検査前に降圧薬は服用しない． ・早朝空腹時（午前8時～9時30分），安静臥床30分以上で実施 ・カプトプリル服用前，60，90分後に採血，PAC，PRA測定 ・15分ごとに血圧，脈拍を測定 <table><tr><td></td><td>前</td><td>60</td><td>90（分）</td></tr><tr><td>PRA</td><td>○</td><td>○</td><td>○</td></tr><tr><td>PAC</td><td>○</td><td>○</td><td>○</td></tr></table>
判定基準	・原発性アルドステロン症：ARR（60分ないし90分）≧ 200（PAC単位：pg/mL） 　（200～350と報告により幅あり）
副作用・対処法	・低血圧・担当医師の観察

1 目的

原発性アルドステロン症（primary aldosteronism：PA）においてアルドステロンの自律性分泌を確認する．腎血管性高血圧でも実施するが，目的，指標が異なる（p.91参照）．

2 原理

正常ではカプトプリルによりアンジオテンシンIIとPACは低下，PRAが上昇（アンジオテンシンIIによるネガティブフィードバックの減弱）し，PAC/PRA比（ARR）は低下する．PAではPAC分泌が自律性のため低下せず，PRAも上昇しないためARRは一定値以上に留まる．

3 事前の処置

血圧をコントロールしておく．降圧薬はレニン，アルドステロンに影響の少ないCa拮抗薬，α遮断薬が望ましい（1～2週間程度）．

4 当日の準備

内分泌機能検査用セット（p.5），カプトプリル50 mg．

5 実施方法

外来で実施可能である．早朝空腹時（午前8時から9時30分に開始），安静臥床30分以上で行う．原則，当日検査前は降圧薬を服用しない．前採血（PAC，PRA）後，カプトプリル50 mgを服用，60，90分後に採血しPACとPRAを測定する．15分ごとに血圧，脈拍を測定する．

6 判定基準

ARRのカットオフは200～350と報告により幅がある．一般にARR（60分ないし90分）≧ 200（PAC単位：pg/mL）を陽性とする．

7 感度・特異度

各々60～90％と報告により差がある．

8 実施に注意を要する例

腎機能低下例（血清Cr > 1 mg/dL）では腎機能の悪化を認めることがあるので注意する．

9 副作用・対処法

低血圧の可能性があるが，PAでは低レニンのため著明な降圧は少ない．検査に際して必ず担当医師が観察する．

文献

1) Rossi E, et al.：High prevalence of primary aldosteronism using postcaptopril plasma aldosterone to renin ratio as a screening test among Italian hypertensives. Am J Hypertens 2002；15：896-902.

2) Castro OL, et al.：Diagnostic value of the post-captopril test in primary aldosteronism. Hypertension 2002；39：935-938.

第5章 副腎および関連疾患──D 原発性アルドステロン症

3 生理食塩水負荷試験

髙橋克敏

▶▶ 臨床医のための Point ▶▶▶

1. PA 診断においてわが国以外ではゴールドスタンダード．
2. 心・腎機能を事前に確認する．
3. 採血前の 20 分間を除き排尿を促す．

前処置	・心・腎機能の確認 ・高血圧と低カリウム血症の治療（K 製剤，Ca 拮抗薬，α 遮断薬等）
当日の準備	・生理食塩水 2 L，留置針，三方活栓，輸液ポンプ
実施方法	・経験が少なければ入院検査 ・生理食塩水 2 L を 4 時間で点滴．点滴前後で PRA と PAC を測定 ・1 時間ごとに血圧と脈拍を測定 ・採血前 20 分間を除いて排尿を促す |	前	1	2	3	4（時間） | |---|---|---|---|---|---| | PRA | ○ | | | | ○ | | PAC | ○ | | | | ○ | | 血圧・脈拍 | ○ | ○ | ○ | ○ | ○ |
判定基準	・原発性アルドステロン症：投与後 PAC > 60 pg/mL（わが国の原発性アルドステロン症の診療に関するコンセンサス・ステートメント）[1]
副作用・対処法	・血圧上昇 → まず排尿を試みる ・医師の観察

1 目的
アルドステロン分泌の自律性の確認．

2 原理
健常者ではレニン抑制によりアルドステロン分泌が抑制されるが，原発性アルドステロン症（primary aldosteronism：PA）患者では十分に抑制されない．

3 事前の準備
心・腎機能の確認（eGFR > 30 mL/min/1.73 m^2，BNP < 100 pg/mL，不整脈がない等）．高血圧と低カリウム血症の治療（K 製剤，Ca 拮抗薬，α 遮断薬等）．

4 当日の準備
生理食塩水 2 L，留置針，輸液ポンプ（オプションで心電図モニター）．

5 実施方法
経験が少なければ入院検査が望ましい．早朝安静臥床 30 分後に開始する．できれば降圧薬は服用しない．前採血後に生理食塩水 2 L を 4 時間で点滴し，PRA と PAC を測定する．1 時間ごとに血圧と脈拍を測定する．採血前 20 分間を除いて排尿を促す．

6 判定基準
負荷後 PAC > 60 pg/mL[1]，67.5 pg/mL[2]〔アルドステロン産生腺腫（aldosterone-producing adenoma：APA）の診断基準〕．（負荷後 PRA > 0.5 では，続発性アルドステロン症を考慮）．

7 感度・特異度
報告にもよるが，感度は 83%，特異度は 75 〜 100%．

8 実施に注意を要する例
低カリウム血症時の不整脈，高血圧性臓器障害合併時の血圧上昇等．

9 副作用・対処法
血圧上昇時はまず排尿させる．必要ならば躊躇せずに降圧薬等を投与する．

文献
1) 成瀬光栄，他：わが国の原発性アルドステロン症の診療に関するコンセンサス・ステートメント．日本内分泌学会雑誌 2016；92（Suppl）：1-49．
2) Rossi GP, et al.：Comparison of the captopril and the saline infusion test for excluding aldosterone-producing adenoma. Hypertension 2007；50：424-431．
3) 髙橋克敏，他：生理食塩水負荷試験．成瀬光栄，他（編），原発性アルドステロン症診療マニュアル．診断と治療社，2007；53-56．

第5章 副腎および関連疾患――D 原発性アルドステロン症

フロセミド立位試験

難波多挙，成瀬光栄，立木美香

》》臨床医のための Point ▶▶▶

1. PA の機能確認検査の一つである．
2. 低カリウム血症がある場合は検査前に十分補正しておく．
3. PA ではアルドステロン過剰に基づく循環血漿量増加により，刺激後 PRA は無〜低反応を示す．

前処置	・血圧のコントロール（Ca 拮抗薬，α 遮断薬に変更〈2 週間以上が望ましい〉），血清 K 値の補正
当日の準備	・内分泌機能検査用セット（p.5），留置針（サーフロー®針など），フロセミド（ラシックス®注 20 mg）2 アンプル（40 mg）
実施方法	・入院での実施を推奨．検査当日朝の降圧薬は原則として服用しない ・早朝空腹時，30 分以上安静臥床後，前採血 ・ラシックス®40 mg 静注，2 時間立位を保持（歩行可） ・負荷後採血は立位で行う |	前	60	120（分）
---	---	---	---
血圧，脈拍	○	○	○
Na，K，Cl	○	−	○
PRA，PAC	○	(△)	○	
判定基準	・原発性アルドステロン症：PRA（2 時間）＜ 2.0 ng/mL/h[1]（PRA〈2 時間〉＜ 1.0 ng/mL/h とする施設もあり）
副作用・対処法	・起立性低血圧，血清 K 低下 ・血圧低下，脱水などにより気分不良を訴えるときはその時点で採血（坐位または臥位），検査中止．適宜，生理食塩水を点滴静注

1 目的

原発性アルドステロン症（primary aldosteronism：PA）においてレニン抑制の程度からアルドステロン過剰を確認するレニン分泌刺激試験である．

2 原理

正常ではフロセミドの利尿作用による循環血漿量と腎血流の減少，立位による交感神経系活性亢進によりレニン分泌が刺激される．PA ではアルドステロンの過剰による循環血漿量増加によりレニン分泌が抑制される．

3 事前の処置

血圧をコントロールしておく．降圧薬はレニン-アンジオテンシン-アルドステロン（RAA）系に影響の少ない Ca 拮抗薬や α 遮断薬に変更する（2 週間以上）．低カリウム血症を伴う例では血清 K を少なくとも 3.0 以上に補正する．

4 当日の準備

内分泌機能検査用セット（p.5），フロセミド（ラシックス®注 20 mg）2 アンプル（40 mg）．体動を伴う検査のため，留置針を用いることもある．

5 実施方法

原則入院で実施．当日，検査前の降圧薬は服用しない．早朝空腹時，30 分以上安静臥床後に前採血する．フロセミド（ラシックス®）40 mg を静注，2 時間立位を保持後に採血を行う．PRA，PAC，電解質（Na，K，Cl）を測定する．30，60 分値も参考となる．検査前，60，120 分後に血圧，脈拍を測定する．

6 判定基準

日本内分泌学会『原発性アルドステロン症の診断治療ガイドライン-2009-』では PRA（2 時間）＜ 2.0 ng/mL/h を陽性，PRA（2 時間）＜ 1.0 ng/mL/h を陽性とする施設もある．

7 感度・特異度

いずれも約 70％ と報告されているが未確立．

8 実施に注意を要する例

脳心血管イベントリスクが高い動脈硬化進行例，不整脈が誘発されうる例では行わない．

9 副作用・対処法

起立性低血圧，血圧低下により気分不良を訴えたり，失神する場合があるので注意を要する．このような場合，その時点で採血して検査を中止し，安静臥床とする．適宜，生理食塩水を点滴する．

文献

1) 西川哲男，他：日本内分泌学会臨床重要課題－原発性アルドステロン症の診断治療ガイドライン-2009-．日本内分泌学会雑誌 2010；86（Suppl）：1-19．
2) 橋本重厚：機能確認検査 i フロセミド立位負荷試験．成瀬光栄，他（編），原発性アルドステロン症診療マニュアル．診断と治療社，2007；45-48．
3) 日本高血圧学会高血圧治療ガイドライン作成委員会：内分泌性高血圧 1）原発性アルドステロン症．高血圧治療ガイドライン 2009．日本高血圧学会，2009；103-104．

第5章　副腎および関連疾患——D　原発性アルドステロン症

5 経口食塩負荷試験

柴田洋孝

≫ 臨床医のための Point ▶▶▶

1 PA の機能確認検査の一つでアルドステロンの自律的産生能と過剰産生の両方の診断が可能である.

2 入院検査では，NaCl 12 g/day 食を 3 日間摂取後の 24 時間蓄尿中アルドステロンと Na 排泄量を測定する.

3 外来検査でも可能で，随時食摂取下で 24 時間尿中 Na ≧ 170 mEq/day の条件下でアルドステロン ≧ 8 µg/day であれば PA と診断される.

前処置	・血圧のコントロール ・Ca 拮抗薬，α 遮断薬に変更（1 〜 2 週間程度）
当日の準備	・24 時間蓄尿をできる限り正確に行い，蓄尿検体の一部（尿量記載）を測定
実施方法	・外来または入院で実施 ・食塩負荷食（10 〜 12 g/day）を 3 日間摂取後に 24 時間蓄尿を行う
判定基準	・原発性アルドステロン症：24 時間尿中アルドステロン ≧ 12 µg/day（Na ≧ 200 mEq/day）（Mayo Clinic）[1, 2] または，24 時間尿中アルドステロン ≧ 8 µg/day（Na ≧ 170 mEq/day）（当院自験例）[3]
副作用・対処法	・血圧上昇，心不全，不整脈の増悪を認めたら中止

1 目的

原発性アルドステロン症（primary aldosteronism：PA）におけるアルドステロンの自律性分泌と過剰分泌を確認する．クッシング症候群でコルチゾールの自律性分泌をみるために行うデキサメタゾン抑制試験に相当する.

2 原理

経口食塩負荷試験[1, 2, 4]は，生理食塩水負荷試験やフルドロコルチゾン食塩負荷試験とほぼ同様に，食塩負荷を経口的に行って循環血液量を増加させたときにレニン-アンジオテンシン-アルドステロン系の抑制により，正常では尿中または血中アルドステロンが低下するが，PA では低下しないことを利用した確定診断法である.

3 事前の処置

血圧をコントロールしておく．降圧薬はレニン-アンジオテンシン系に影響の少ない Ca 拮抗薬（ジルチアゼム，アムロジピン，ニフェジピンなど），α 遮断薬（ドキサゾシンなど）とする（1 〜 2 週間程度）.

4 当日の準備

24 時間蓄尿をできる限り正確に行い，蓄尿検体の一部（尿量記載）を測定する.

5 実施方法

外来または入院で実施する．入院では食塩負荷食（10 〜 12 g/day）を 3 日間摂取後に，外来では随時食を摂取下で，前日〜翌日の同時刻まで 24 時間できる限り正確に蓄尿を行い，尿量測定，尿中 Cr，Na，アルドステロンを測定する．蓄尿中の降圧薬は通常通り服用する.

6 判定基準

Mayo Clinic では，適切な食塩負荷が行われていることを 24 時間尿中 Na 排泄量で判定し，Na 排泄が 200 mEq/day 以上の条件で，尿中アルドステロン排泄量 12 µg/day 以上であれば，アルドステロンの自律的産生が存在し，PA の確定診断としている[1, 2]．当院の自験例では，カットオフ値が 8 µg/day（尿中 Na ＞ 170 mEq/day）[3]である．尿中 Na 排泄量＜ 170 mEq/day のときは，食塩負荷が不十分のため判定保留となることに注意する.

7 感度・特異度

24 時間尿中アルドステロンのカットオフ値 12 µg/day（Na ≧ 200 mEq/day）では感度 96%，特異度 93%（Mayo Clinic データ）．カットオフ値 8 µg/day（Na ≧ 170 mEq/day）では，感度 88%，特異度 91%（当院データ）.

8 実施に注意を要する例

生理食塩水負荷試験，フルドロコルチゾン食塩負荷試験と比べると，外来検査でも実施可能である．しかし，重症の高血圧や心不全，不整脈の合併例では高血圧や心不全症状の増悪を認める可能性があり，入院での実施が望ましい.

9 副作用・対処法

高血圧，心不全，不整脈の増悪を認めたら中止する.

文献

1) Young WF Jr., et al.：Primary aldosteronism. Diagnostic evaluation. *Endocrinol Metab Clin North Am* 1988；**17**：367-395.

2) Young WF Jr.：Primary aldosteronism：renaissance of a syndrome. *Clin Endocrinol* 2007；**66**：607-618.

3) 西川哲男, 他：日本内分泌学会臨床重要課題－原発性アルドステロン症の診断治療ガイドライン -2009-. 日本内分泌学会雑誌 2010；**86**（Suppl）：1-19.

4) Mattsson C, et al.：Primary aldosteronism：diagnostic and treatment strategies. *Nat Clin Pract Nephrol* 2006；**2**：198-208.

第 5 章 副腎および関連疾患──D 原発性アルドステロン症

フルドロコルチゾン食塩負荷試験

柴田洋孝

》臨床医のための Point ▶▶▶

1. PA の機能確認検査の一つであり，経口食塩負荷試験にフルドロコルチゾン負荷を加えた検査である．
2. 安全性から生理食塩水負荷試験または経口食塩負荷試験のほうが広く行われている．
3. 強力な容量負荷によるアルドステロン抑制試験であり，心不全や不整脈を誘発する危険があることから，現在はほとんどの施設で行われていない．

前処置	・血圧のコントロール ・Ca 拮抗薬，α 遮断薬に変更（1〜2 週間程度）
当日の準備	・内分泌機能検査用セット(p.5) ・フルドロコルチゾン酢酸エステル（フロリネフ® 錠 0.1 mg）0.1 mg を 6 時間ごとに 1 日 4 回内服 4 日間
実施方法	・フルドロコルチゾン酢酸エステル（フロリネフ®）0.4 mg/day，分 4（6 時間ごとに内服）および NaCl 徐放剤 90 mmol（5.4 g）/day，分 3 を 4 日間連続内服し，5 日目午前 10 時の立位 PAC，PRA を測定する
判定基準	・原発性アルドステロン症：試験開始から 5 日目午前 10 時に測定した立位の PAC > 60 pg/mL
副作用・対処法	・血圧上昇，心不全，不整脈の増悪を認めたら中止

1 目的
原発性アルドステロン症（primary aldosteronism：PA）におけるアルドステロンの自律性分泌を確認する．

2 原理
フルドロコルチゾン食塩負荷試験[1〜3]は，生理食塩水負荷試験や経口食塩負荷試験と同様に，食塩負荷およびミネラルコルチコイドであるフルドロコルチゾンを経口投与して循環血液量を増加させたときに，正常ではレニン-アンジオテンシン-アルドステロン系の抑制により，PAC が低下するが，PA では低下しないことを利用した確定診断法である．

3 事前の処置
血圧をコントロールしておく．降圧薬はレニン-アンジオテンシン系に影響の少ない Ca 拮抗薬（ジルチアゼム，アムロジピン，ニフェジピンなど），α 遮断薬（ドキサゾシンなど）とする（1〜2 週間程度）．

4 当日の準備
内分泌機能検査用セット（p.5），フルドロコルチゾン酢酸エステル（フロリネフ® 錠 0.1 mg）0.1 mg を 6 時間ごとに 1 日 4 回内服 4 日間．

5 実施方法
高食塩の食事摂取下において，フルドロコルチゾン酢酸エステル（フロリネフ®）0.4 mg/day，分 4，および NaCl 徐放剤 90 mmol（5.4 g）/day，分 3 を 4 日間連続内服し，5 日目午前 10 時の立位 PAC，PRA を測定する．

本試験はフルドロコルチゾンのもつ Na 貯留と K 排泄促進というミネラルコルチコイド作用により，高血圧および重度の低カリウム血症を助長する試験であり，試験実施中は連日血圧および血清 K 値を測定し，血清 K 値の低下時には適宜 K 製剤で補充を行う必要がある．さらに，QT 延長を伴う心機能悪化を合併する可能性が報告されているなど，注意深く行うべき検査であり，試験実施のため最短でも 5 日間の入院が必要となる．

6 判定基準
試験開始から 5 日目午前 10 時に測定した立位の PAC > 60 pg/mL のときに，PA と確定診断される．また，PRA は 1 ng/mL/h 未満，コルチゾール濃度は午前 7 時に比べて午前 10 時の値が低値，また血清 K 値は正常範囲内に保たれていることが必要である．

7 感度・特異度
ほとんどの施設で行われておらず不明．生理食塩水負荷試験や経口食塩負荷試験で十分に確定診断が可能である．

8 実施に注意を要する例
重症の高血圧や心不全，不整脈の合併例では，高血圧や心不全症状の増悪を認める可能性があり，入院での実施が望ましい．

9 副作用・対処法
高血圧，心不全，不整脈の増悪を認めたら中止する．

文献
1) Stowasser M, et al.：Primary aldosteronism-careful investigation is essential and rewarding. Mol Cell Endocrinol 2004；217：33-39.
2) Lim PO, et al.：Adverse cardiac effects of salt with fludrocortisone in hypertension. Hypertension 2001；37：856-861.
3) Mulatero P, et al.：Comparison of confirmatory tests for the diagnosis of primary aldosteornism. J Clin Endocrinol Metab 2006；91：2618-2623.

第5章 副腎および関連疾患——D 原発性アルドステロン症

7 選択的副腎静脈サンプリング（ACTH負荷）

田辺晶代, 立木美香, 成瀬光栄

> **臨床医のための Point ▶▶▶**
> 1. 選択的副腎静脈サンプリングはカテーテル検査一般のみならずこの検査に熟練した術者が行う.
> 2. 検査前にレニン−アンジオテンシン系に影響する降圧薬を中止し, Ca拮抗薬, α遮断薬に変更する（2～4週間以上）.
> 3. 検査前に低カリウム血症を補正しておく.

前処置	・血圧のコントロール ・Ca拮抗薬, α遮断薬に変更（4週間以上を推奨） ・低カリウム血症の補正 ・抗血小板薬, 抗凝固薬の中止, 変更の検討
直前の処置	・両側鼠径部の剃毛 ・必要に応じて膀胱カテーテル留置および精神安定剤投与 ・空腹, 1時間以上の安静臥位
当日の準備	・合成1-24ACTH製剤（コートロシン®注射用0.25 mg）1バイアル（250 μg） 　（点滴法の場合：コートロシン®注射用0.25 mg溶解用の5%ブドウ糖液500 mL） ・末梢静脈確保用の5%ブドウ糖液500 mL ・採血管（採血部位に相当する本数＋予備を数本） ・血液検体保存用の氷水
実施方法	・5%ブドウ糖液で末梢静脈ラインを確保, 心電図モニターを装着 ・カテーテルを挿入 ・ACTH投与前採血：左右副腎静脈および下大静脈末梢で採血 　（右副腎静脈, 左副腎静脈, 下大静脈の順番） ・ACTH投与 　①一回静注法：コートロシン®1バイアル（250 μg）を急速に静脈注入 　②持続点滴法：コートロシン®1バイアル（250 μg）混注5%ブドウ糖液を100 mL/hで点滴 ・ACTH投与後採血：左右副腎静脈および下大静脈末梢で採血 　（右副腎静脈, 左副腎静脈, 下大静脈の順番） 　①一回静注法：注射から25分後に採血操作を開始（15分以内に必要全部位から採血） 　②持続点滴法：点滴開始から60分以降に採血操作を開始 ・検査終了後, 点滴抜去 ・穿刺部を圧迫止血し, 1～2時間の安静臥床を保つ
判定基準	・表1-1, 1-2参照
副作用・合併症・対処法	・血圧上昇→Ca拮抗薬頓服 ・血管損傷→放射線科と協議, 適切な処置 ・副腎血腫・出血→放射線科, 外科と協議, 適切な処置 ・カテーテル刺入部疼痛, 血腫→対症療法, 経過観察

1 目的

原発性アルドステロン症（primary aldosteronism：PA）において, 選択的副腎静脈サンプリング（adrenal venous sampling：AVS）は左右副腎におけるアルドステロン過剰産生局在の確定のために最も確実な検査法である. 副腎皮質刺激ホルモン（adrenocorticotropic hormone：ACTH）投与を行いながらAVSを施行することで診断率が向上すると報告されているが, これにはまだ賛否両論がある. ACTH投与のおもな目的は, ①検査中のストレスにより引き起こされるアルドステロン分泌変動の緩和, ②下大静脈末梢と副腎静脈のコル

チゾールの格差を増大しAVS成功の有無を確認しやすくする, ③アルドステロン産生腺腫（aldosterone-producing adenoma：APA）においてアルドステロン分泌を最大まで刺激することで左右差を明確にする, の3点である[1]. また, ACTH投与により副腎静脈血流が増加しカテーテル挿入や血液採取が容易になるとの報告もある.

2 準備

a）内服薬の調整

①アルドステロン拮抗薬, レニン阻害薬, 甘草は4～6週間前までに, アンジオテンシンII受容体拮抗

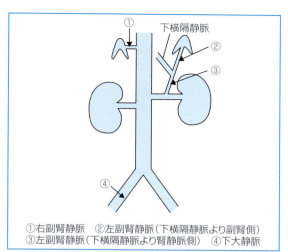

①右副腎静脈　②左副腎静脈（下横隔静脈より副腎側）
③左副腎静脈（下横隔静脈より腎静脈側）　④下大静脈

図1 選択的副腎静脈サンプリングにおける必要最低限の採血部位

左副腎静脈の②におけるサンプリングはマイクロカテーテルを使用する．左副腎静脈採血部位は施設によって異なり，②か③のいずれか一方，あるいは②と③の両方でサンプリングを行う．

薬，アンジオテンシン変換酵素阻害薬，利尿薬，β遮断薬，メチルドパ（アルドメット®）は2週間前までに中止あるいはCa拮抗薬，α遮断薬に変更する．
②低カリウム血症はアルドステロン分泌を抑制するため，術前までに補正しておく．
③抗血小板薬，抗凝固薬の中止・変更を検討する．

b) 薬剤，物品の当日の準備

①コートロシン®注射用0.25 mg 1バイアル（250 µg），末梢静脈確保用の5%ブドウ糖液500 mLを用意する（Na負荷を避けるために5%ブドウ糖を用いる）．
②ACTH持続点滴法の場合は5%ブドウ糖液500 mLにコートロシン®（ACTH）2.5バイアル（625 µg）を混注し，微量用点滴セットと一緒に検査室へ持参する．
注）コートロシン® 1バイアル（250 µg）を付属の溶解液で溶解して使用する．
③血液検体用採血管を用意する．同じ部位で反復して採血する場合があるため，予備を複数用意する．
④測定までの検体保存用に氷水を用意する．
⑤事前に各部位での必要採血量を確認しておく．

c) 直前の処置

①サンプリングはアルドステロン，コルチゾールの日内変動を考慮し，午前中，空腹時に1時間以上の安静臥位後に開始する．
②検査前に両側鼠径部の剃毛を行う．
③緊張，精神的ストレスが強い症例では対策として安定剤の内服を検討する．検査実施中の膀胱カテーテル留置は随時考慮する．

3 実施方法

選択的AVSにおけるACTH投与法には一回静注法と持続点滴法があり，実施方法も施設によって多少異なる．以下に当施設での実施法を示す．

a) 選択的副腎静脈サンプリングの実際

i) 一回静注法によるACTH負荷
①血管造影室において5%ブドウ糖液で末梢静脈ライ

表1-1 副腎静脈への選択的なカテーテル挿入成功の判定基準

	ACTH負荷なし	ACTH負荷あり
SIのカットオフ値		
Rossiら（AVIS）[2]	2以上	3以上または5以上
Rossiら[3]	1.1以上	未設定
Youngら[4]	未設定	5以上
Ceralら[5]	未設定	5以上
AVにおけるコルチゾール濃度のカットオフ値		
Omuraら[6]	40 µg/dL以上	200 µg/dL以上

SI：selectivity index．AV：adrenal vain

表1-2 アルドステロン過剰産生局在（一側性病変）の判定基準

	ACTH負荷なし	ACTH負荷あり
LRのカットオフ値		
Rossiら[3]	2以上	未設定
Wolleyら[7]	2以上	未設定
Youngら[4]	未設定	4以上
Satohら[8]	（4.7以上）	2.6以上
AVにおけるPACのカットオフ値		
Nishikawaら[9]	200 pg/mL以上	14000 pg/mL以上
CRのカットオフ値		
Umakoshiら[10]	1以下	1以下

LR：lateralized ratio．CR：contralateral ratio．AV：adrenal vain．PAC：plasma aldosterone concentration

ンを確保する（検査中の輸液投与量が多いとレニン－アルドステロンが抑制されて低値になるため，輸液量は最低限に抑える）．
②カテーテルを挿入し，左右副腎静脈および下大静脈末梢で採血する（ACTH負荷前サンプリング，図1）．
③コートロシン® 1バイアル（250 µg）を付属の溶解液で溶解し急速に静脈内へ注入する．
④注射後約20分間待機．
⑤カテーテル操作を再開し，注射後20～40分の間に左右副腎静脈および下大静脈血を採取する．15分以内に必要全部位から採血を行う（ACTH負荷後サンプリング）．
⑥検査終了後，点滴抜去．穿刺部を圧迫止血し，1～2時間の安静臥床を保つ．

ii) 持続点滴法によるACTH負荷
①血管造影室において5%ブドウ糖液で末梢静脈ラインを確保する（検査中の輸液投与量が多いとレニン－アルドステロンが抑制されて低値になるため輸液量は最低限に抑える）．
②カテーテルを挿入し，左右副腎静脈および下大静脈末梢で採血を行う（図1，ACTH負荷前サンプリング）．
③5%ブドウ糖液をコートロシン®混注5%ブドウ糖液につけ替え，100 mL/hの速度で点滴を開始する．

④コートロシン®点滴開始後，血中 ACTH 濃度が一定になるまで約 60 分間待機．

⑤60 分後にコートロシン®の点滴を継続したままカテーテル操作を再開し，左右副腎静脈および下大静脈血を採取する（ACTH 負荷後サンプリング）．

⑥検査終了後，点滴抜去．穿刺部を圧迫止血し，1～2 時間の安静臥床を保つ．

b) 検体の処理

①検査中および測定までの血液検体は必ず氷水中に冷却保存する．

②左右副腎静脈 PAC，コルチゾール濃度は著しい高値が予測されるため，正確な測定のために未希釈検体に加えて希釈検体（例：10 倍・50 倍希釈）の測定が必要である．

4 判定

　副腎静脈へのカテーテル挿入の成否判定には，selectivity index（SI：副腎静脈と下大静脈末梢のコルチゾール濃度比）あるいは副腎静脈血中コルチゾール濃度が用いられる．PA 病変の局在判定には，lateralized ratio（LR：副腎静脈の PAC/コルチゾール濃度の左右比），contralateral ratio（CR：PAC/コルチゾール濃度の低値側副腎静脈/下大静脈末梢の比）が用いられる．

　判定基準は世界的に統一されたものはなく，施設ごとに異なる．表 1[2～10]に代表的な判定基準を示す．絶対値による判定の場合はホルモン測定方法により測定値が異なることを考慮する必要がある．

5 検査にあたっての注意点

①術前に multidetector CT で下大静脈と右副腎静脈の位置関係を確認することで，右副腎静脈へのカテーテル挿入が容易になることが報告されている．

②一般的に左副腎静脈と比べて右副腎静脈へのカテーテル挿入が困難である．採血部位間の時間差を最小限とするため，右副腎静脈，左副腎静脈の順番にサンプリングを行うことが望ましい．

③右副腎静脈は短く，細く，血流が少ないため，血液採取時に強い陰圧をかけると下大静脈の血液が混入

する可能性がある．したがって，採取は慎重に，時には自然な流出を待つ必要がある．

④下大静脈末梢からの採血はできるだけ副腎静脈より遠位部（腸骨静脈など）から行う．

⑤検体の取り違えを防ぐため，血液を採血管に入れる前に容器のラベル（採取部位，ACTH 負荷前・後の表示）を複数の目で確認する．

文献

1) Young WF, et al.：What are the keys to successful adrenal venous sampling（AVS）in patients with primary aldosteronism? Clin Endocrinol（Oxf）2009；**70**：14-17.

2) Rossi GP, et al.：The Adrenal Vein Sampling International Study（AVIS）for identifying the major subtypes of primary aldosteronism. J Clin Endocrinol Metab 2012；**97**：1606-1614.

3) Rossi GP, et al.：Adrenal vein sampling for primary aldosteronism: the assessment of selectivity and lateralization of aldosterone excess baseline and after adrenocorticotropic hormone（ACTH）stimulation. J Hypertens 2008；**26**：989-997.

4) Young WF, et al.：Role for adrenal venous sampling in primary aldosteronism. Surgery 2004；**136**：1227-1235.

5) Ceral J, et al.：Adrenal venous sampling in primary aldosteronism: a low dilution of adrenal venous blood is crucial for a correct interpretation of the results. Eur J Endocrinol 2010；**162**：101-107.

6) Omura M, et al.：Prospective study on the prevalence of secondary hypertension among hypertensive patients visiting a general outpatient clinic in Japan. Hypertens Res 2004；**27**：193-202.

7) Wolley MJ, et al.：Does contralateral suppression at adrenal venous sampling predict outcome following unilateral adrenalectomy for primary aldosteronism? A retrospective study. J Clin Endocrinol Metab 2015；**100**：1477-1484.

8) Satoh F, et al.：Localization of aldosteroneproducing adrenocortical adenomas：significance of adrenal venous sampling. Hypertens Res 2007；**30**：1083-1095.

9) Nishikawa T, et al.：Task Force Committee on Primary Aldosteronism, The Japan Endocrine Society：Guidelines for the diagnosis and treatment of primary aldosteronism--the Japan Endocrine Society 2009. Endocr J 2011；**58**：711-721.

10) Umakoshi H, et al.：Importance of contralateral aldosterone suppression during adrenal vein sampling in the subtype evaluation of primary aldosteronism. Clin Endocrinol（Oxf）2015；**83**：462-467.

第5章　副腎および関連疾患──E　褐色細胞腫

クロニジン試験

方波見卓行，小金井理江子

▶▶ 臨床医のための Point ▶▶▶

1 褐色細胞腫と本態性高血圧の鑑別が目的である．

2 CA は不安やストレスで容易に上昇するため，30 分以上の安静臥床後に採血する．

3 CA に影響する薬剤服用の有無を確認する．

前処置	・常食摂取（非減塩食） ・降圧薬（利尿薬，β遮断薬など），向精神薬（三環系抗うつ薬など），アセトアミノフェンなどの 2 週間以上の休薬
当日の準備	・内分泌機能検査用セット（p.5） ・クロニジン塩酸塩（カタプレス®）0.15 〜 0.3 mg
実施方法	・外来または入院で実施 ・早朝空腹，排尿後に 30 分以上安静臥床を保持 ・肘静脈にルートを確保し，生理食塩水でロック ・前値の採血を行い，クロニジンを服薬 ・クロニジン服用前と服用後 180 分に採血し，A と NA を測定 ・クロニジン服用後 30 分おきに 180 分まで血圧と脈拍を測定
判定基準	・褐色細胞腫：180 分値の血漿（A + NA）濃度が ≧ 2,000 pg/mL なら本症と診断でき，前値の ≧ 50％，または ≧ 500 pg/mL となることが多い
副作用・対処法	・血圧低下，起立性低血圧に注意

	前	30	60	90	120	150	180（分）
A・NA	○						○
血圧・脈拍	○	○	○	○	○	○	○

1 目的

褐色細胞腫と本態性高血圧の鑑別．

2 原理

クロニジンは中枢の α_2 受容体を介した交感神経のノルアドレナリン（NA）放出を抑制することにより降圧をもたらす．褐色細胞腫ではこの抑制が欠如する．

3 事前の処置

減塩は循環血漿量の低下をもたらし，結果カテコールアミン（CA）分泌が促進されるため行わない．また，交感神経活性に影響を与える一部の降圧薬や向精神薬は検査前約 2 週間休薬する．

4 当日の準備

内分泌機能検査用セット（p.5），クロニジン塩酸塩 0.15 〜 0.3 mg．

5 実施方法

早朝空腹下に排尿させ，その後安静臥床を 30 分以上保持させる．検査当日の内服は試験薬を除き原則中止とし，クロニジン塩酸塩（0.15 〜 0.3 mg）服用前と服用後 180 分の血中アドレナリン（A）と NA を測定する．血圧，脈拍は服用後 30 分ごとに 180 分まで測定する．

6 判定基準

服用後 180 分値の A と NA の和（A + NA）が ≧ 2,000 pg/mL なら褐色細胞腫と診断でき，前値の ≧ 50％ の値，または ≧ 500 pg/mL の場合に陽性とする[1, 2]．

7 感度・特異度

感度 82 〜 97％，特異度 76 〜 93％ と報告により差がある．A，NA の測定に加えて血漿遊離ノルメタネフリンを同時測定すると感度，特異度が上昇するという報告もある[3]．

8 実施に注意を要する例

明らかな高血圧のない例，自律神経障害のある例．

9 副作用・対処法

血圧低下，起立性低血圧に注意し，必要なら生理食塩水を点滴静注する．

▌文献▌

1) 方波見卓行，他：機能検査．成瀬光栄，他（編），褐色細胞腫診療マニュアル．改訂第 3 版，診断と治療社，2017；33-34.

2) Bravo EL：Pheochromocytoma；current perspectives in the pathogenesis, diagnosis, and management. *Arq Bras Endocrinol Metabol* 2004；**48**：746 -750.

3) Eisenhofer G, *et al.*：Biochemical diagnosis of Pheochromocytoma；how to distinguish true-from false-positive test results. *J Clin Endocrinol Metab* 2003；**86**：2656-2666.

第5章　副腎および関連疾患──F　原発性副腎皮質機能低下症

1 迅速 ACTH 試験

方波見卓行，浅井志高

≫ 臨床医のための Point ▶▶▶

1. 原発性副腎皮質機能低下症の確定検査の一つである．
2. 原発性と続発性の副腎皮質機能低下症の鑑別は困難な場合がある．
3. 2016 年にわが国での副腎不全診療ガイドラインが公表された．

前処置	・デキサメタゾン（デカドロン®）以外の合成ステロイド薬投与中の例では薬剤の変更，前日からの中止を考慮
当日の準備	・内分泌機能検査用セット（p.5） ・合成 1-24ACTH 製剤（コートロシン® 注射用 0.25 mg）1 アンプル
実施方法	・外来または入院で実施 ・早朝空腹時，安静臥床を 30 分以上とらせて実施 ・合成 1-24ACTH 製剤（コートロシン® 注射用 0.25 mg）を急速静注または筋注し，負荷前，負荷30，60 分後に採血して，血中コルチゾールを測定
判定基準	・健常者：刺激後のコルチゾール頂値 ≧ 18 μg/dL の場合 ・原発性副腎皮質機能低下症：いずれにも満たない場合
副作用・対処法	・まれにショック様症状を起こすことがあり，検査中は慎重な経過観察を行う

実施方法内の表：

	前	30	60（分）
血中コルチゾール	○	○	○

1 目的

副腎皮質機能低下症疑い例，グルココルチコイド治療中止予定例での副腎皮質ホルモン分泌予備能評価を目的に本試験を実施する．先天性副腎皮質過形成の診断やアルドステロン分泌刺激試験としても利用されるが，判定法は異なる．

2 原理

正常では ACTH 負荷により副腎からのコルチゾール合成・分泌は増加するが，副腎皮質機能低下症では病型（原発性，続発性）によらず反応が低下する．

3 事前の処置

合成ステロイド薬はデキサメタゾン（デカドロン®）を除き血中コルチゾール濃度に干渉するため，デキサメタゾンへの変更，前日からの投薬中止を考慮する．

4 当日の準備

内分泌機能検査用セット（p.5），合成 1-24ACTH 製剤（コートロシン® 注射用 0.25 mg）1 アンプル．

5 実施方法

早朝空腹下に 30 分以上の安静臥床をとらせた後，実施する．当日のステロイド薬内服は検査終了まで行わない．テトラコサクチド酢酸塩 0.25 mg 1 アンプルを 2 mL の添付溶解液で溶解して，急速静注（または筋注）前と負荷後 30，60 分に血中コルチゾールを測定する．

6 判定基準

負荷後の血中コルチゾールの頂値が 18 μg/dL 以上の場合は正常と判定する[1]．原発性副腎皮質機能低下症では無反応だが，続発性でも低～無反応の例がある．このような場合は ACTH の基礎値を参考にするとともに CRH 試験や連続 ACTH 試験を行う．

7 感度・特異度

原発性副腎皮質機能低下症の診断の感度は 97.5%，特異度は 95% と良好だが，続発性での感度は 57%，特異度は 95% と低感度である[2]．

8 実施に注意を要する例

薬剤成分に対し過敏症の既往のある例やアレルギー素因，気管支喘息のある例ではまれにショック症状を起こす．

9 副作用・対処法

実施注意例の項で述べた点につき十分な問診を行い，検査中は常時患者を観察するのが望ましい．

文献

1) Yanase T, et al.：Diagnosis and treatment of adrenal insufficiency including adrenal crisis：a Japan Endocrine Society clinical practice guideline [Opinion]. *Endocr J* 2016；**63**：765-784.
2) Dorin RI, et al.：Diagnosis of adrenal insufficiency. *Ann Intern Med* 2003；**139**：194-204.

第5章 副腎および関連疾患——F 原発性副腎皮質機能低下症

連続 ACTH 試験

方波見卓行, 浅井志高

> **臨床医のための Point** ▶▶▶
> 1 副腎皮質機能低下症の原発性と続発性の鑑別を目的に行う.
> 2 続発性では ACTH の連続投与により副腎皮質機能が回復する.
> 3 アッセイの精度向上により ACTH 基礎値による病型診断が可能な場合が増加した.

前処置	・17-OHCS, 17-KS 値に影響する薬剤は数日前より中止 ・デキサメタゾン(デカドロン®)以外の合成ステロイド薬投与中の例では薬剤の変更, 前日からの中止を考慮
当日の準備	・内分泌機能検査用セット(p.5) ・持続性合成 1-24ACTH 製剤(ACTH-Z)(コートロシン®Z 筋注 0.5 mg)1 アンプル
実施方法	・外来でも実施可能だが, 正確な蓄尿が必要 ・試験開始の前々日から蓄尿を行い, その後 3 ～ 5 日間, 連日 ACTH-Z を朝 0.5 mg(または午前 8 時と午後 8 時に各 0.5 mg)筋注 ・筋注終了の翌日まで蓄尿を継続して計 5 ～ 7 日間, 尿中 17-OHCS, 17-KS, UFC を測定 　　　　　　　　　　　　　　　　ACTH-Z 筋注 　　　　　　　　　　　　　　↓　↓　↓　(↓) (↓) 　　　　　　　　　　 -2 -1 1 2 3 4 5(日) 尿中 17-OHCS, 17-KS, UFC 　○　○　○　○　○ (○)(○)
判定基準	・健常者, 続発性副腎皮質機能低下症: 尿中ホルモン排泄量が前値の 2 ～ 3 倍以上増加 ・原発性副腎皮質機能低下症: 検査中の有意な増加なし
副作用・対処法	・アレルギー反応(まれ), コルチゾール過剰に続発する副作用があり, 検査中は慎重な経過観察を行う

1 目的

副腎皮質機能低下症の原発性と続発性の鑑別を目的に行う. アッセイの精度向上により ACTH 基礎値の測定による病型診断が可能な場合が増加した.

2 原理

続発性副腎皮質機能低下症では副腎自体は正常だが, 慢性的な ACTH 欠乏によりステロイド合成 P450 酵素群が枯渇する. このため本症では ACTH 単回負荷には反応せず, 酵素群枯渇の回復する連続負荷でコルチゾール(F)分泌が増加する場合も多い.

3 事前の処置

尿中 17-OHCS および 17-KS に影響する薬剤(スピロノラクトン, フロセミド, ジギトキシン, プロベネシド, エリスロマイシン, リファンピシン, フェニトイン等)[1]は数日前より中止する. ほかは迅速 ACTH 試験と同様である.

4 当日の準備

内分泌機能検査用セット(p.5), 持続性合成 1-24ACTH 製剤(ACTH-Z)のテトラコサクチド酢酸塩(コートロシン®Z 筋注 0.5 mg)1 ～ 2 アンプルを準備する.

5 実施方法

試験開始 2 日前から蓄尿を開始. その後 3 ～ 5 日間, 連日 ACTH-Z を午前 8 時に 0.5 mg 筋注する. 蓄尿は負荷終了翌日までの計 5 ～ 7 日間行い, 毎日 17-OHCS, 17-KS, 遊離コルチゾール(UFC)を測定. なお, 尿中 Cr 同時計測により蓄尿精度の検証, Cr 補正下のホルモン排泄量同定が可能となる.

6 判定基準

試験薬に対する健常者の反応は速やかで, 負荷初日からいずれの指標も前値の 2 ～ 3 倍以上増加する[2]. 続発性副腎皮質機能低下症では負荷後のホルモン排泄増加は遅延するが, 最終的に健常者と同等の増加を示す. 原発性では検査中一貫して有意な増加はない. なお血中 F 濃度での明確な判定基準はないが, 続発性では増加する.

7 実施に注意を要する例

糖尿病や消化性潰瘍の併発・悪化の可能性があり, 既往のある場合は特に注意を要する.

8 副作用・対処法

表を参照.

文献

1) Yanase T, et al.: Diagnosis and treatment of adrenal insufficiency including adrenal crisis: a Japan Endocrine Society clinical practice guideline [Opinion]. *Endocr J* 2016; **63**: 765-784.
2) Stewart PM: The Adrenal Cortex. In: Larsen PR, et al. (eds), *Williams Textbook of Endocrinology*. 10th ed, Saunders Elsevier, Philadelphia, 2002; 525-532.

第 5 章　副腎および関連疾患——G　先天性副腎過形成

迅速 ACTH 試験

臼井　健

≫ 臨床医のための Point ▶▶▶

1 外因性ステロイドの影響を排除できる条件で実施する.
2 17-OHP の値が境界域の場合は遺伝子診断や尿中ステロイドプロファイルの解析が有効である.

前処置	・現在および過去における内服や注射による外因性ステロイドの影響がないと考えられる状態で検査を実施すること
当日の準備	・内分泌機能検査用セット(p.5) ・合成 1-24ACTH 製剤(コートロシン® 注射用 0.25 mg)1 アンプル(前日に処方しておき冷中保存)
実施方法	・ヒドロコルチゾン(コートリル®)内服中の場合は,可能なら前日朝の内服より検査終了まで内服を中止する ・早朝空腹時に安静臥床 30 分以上で実施 ・前採血後コートロシン® 注射用 0.25 mg 1 アンプル(小児の場合は 0.25 mg/m²)静注.静注後 30,60 分後に採血,コルチゾール,17-OHP を測定
判定基準	・21-水酸化酵素欠損症:17-OHP の頂値 > 20 ng/mL(15 ng/mL とする報告もあり)
副作用・対処法	・検査前にコートリル® 等のステロイド補充をいったんオフとすることで副腎不全が惹起される可能性がある.前日より血圧や倦怠感などに注意し,必要に応じて血糖や電解質のチェックを行う.本検査によりまれにショックを起こすことがあるといわれている

1 目的

21-水酸化酵素欠損症の診断.古典型の症例では本検査を行うまでもなく診断可能であるが,非古典型のような軽症型では本検査が有用な場合がある.

2 原理

副腎におけるステロイド合成を薬理量の合成 ACTH (コートロシン®)にて刺激し,ステロイド合成の中間産物である 17-OHP を測定することで,P450$_{c21}$ 酵素欠損あるいは活性の低下の有無を判定する.

3 事前の処置

外因性ステロイドの影響を受けない状態にしておく.内服のコートリル® は可能なら前日朝の内服後より検査終了まで休薬とする.コートロシン® の処方,冷中保存.

4 当日の準備

ストレスによるコルチゾール上昇の影響を避けるため,翼状針挿入にて血管を確保する(生理食塩水で点滴あるいはロック).

5 実施方法

早朝空腹時に安静臥床 30 分以上で実施.前採血後コートロシン® 注射用 0.25 mg 1 アンプル(小児の場合は 0.25 mg/m² とする報告もある)を静注.静注 30,60 分後に採血,コルチゾール,17-OHP を測定.

6 判定基準

17-OHP の頂値 > 20(15 とする報告もあり)ng/mL の場合は 21-水酸化酵素欠損症と診断.17-OHP の頂値 < 10 ng/mL の場合は 21-水酸化酵素欠損症を否定.10 ng/mL ≦ 17-OHP の頂値 ≦ 20(15) ng/mL の場合,本法での確定診断は不能であり他の診断(尿中ステロイドプロファイル分析や遺伝子検査)にて診断を確定する.

コルチゾールの前値は通常低値から正常範囲で,コートロシン® 刺激後も無反応〜低反応を示す.

7 感度・特異度

非古典型と健常保因者の間でコートロシン® に対する 17-OHP の反応性にオーバーラップがあるとされている.他の酵素欠損(11β-水酸化酵素欠損症や 3β-水酸化ステロイド脱水素酵素欠損症)でも 17-OHP 高値を示すことがあるので注意を要する.また,新生児期における検査については疑陽性,偽陰性の頻度が高くなることが知られている.

8 実施に注意を要する例

17-OHP の基礎値が十分に高値の症例では本検査の意義はない.治療としてのステロイド投与の中断により重篤な副腎不全をきたすことが予想される場合は実施を見合わせる.

9 副作用・対処法

明らかな本症患者で塩類喪失型の患者では,コートリル® 等のステロイド補充をいったんオフとすることで副腎不全が惹起される可能性がある.本検査の適応を検討して,行う場合には前日より血圧や倦怠感などに注意し必要に応じて血糖や電解質のチェックを行う.

第5章　副腎および関連疾患——H　腎血管性高血圧

カプトプリル試験

立木美香，田辺晶代，成瀬光栄

≫ 臨床医のための Point ▶▶▶

1 腎血管性高血圧におけるレニンの過剰分泌を確認する検査である．
2 機能検査中・後に急な血圧低下を認めることがあるため，15 分ごとに血圧測定を行う．

前処置	・血圧のコントロール ・Ca 拮抗薬，α 遮断薬に変更（2 週間以上）
当日の準備	・カプトプリル 50 mg ・留置する場合（内分泌機能検査用セット〈p.5〉）
実施方法	・外来または入院で実施 ・原則として検査前に降圧薬は服用しない ・早朝空腹時（午前 8 ～ 9 時），安静臥床 30 分以上で実施 ・カプトプリル服用前，60 分後に採血，PRA 測定 ・15 分ごとに血圧，脈拍を測定 <table><tr><td></td><td>前</td><td>60 分</td></tr><tr><td>PRA</td><td>○</td><td>○</td></tr></table>
判定基準	・腎血管性高血圧：1 時間後の PRA が，①≧ 12 ng/mL/h，②前値より ≧ 10 ng/mL/h の増加，③前値より 150% 以上の増加（前値が< 3 ng/mL/h のときは 400% 以上の増加），のすべてを満たした場合
副作用・対処法	・低血圧→安静臥床 ・腎機能低下

1 目的

レニンの過剰分泌を確認する．

2 原理

レニン分泌はアンジオテンシン II のネガティブフィードバックにより抑制されるが，アンジオテンシン II 変換酵素（angiotensin II converting enzyme：ACE）阻害薬であるカプトプリルを投与するとアンジオテンシン II が減少し，レニン分泌の抑制が解除されレニン分泌が亢進する．腎血管性高血圧ではアンジオテンシン II の増加によるネガティブフィードバックが亢進している．それゆえ，ACE 阻害薬投与後のレニン分泌の増加が過大となる．

3 事前の処置

降圧薬は ACE 阻害薬，アンジオテンシン II 受容体拮抗薬（angiotensin II receptor blocker：ARB）内服例は少なくとも 2 週間前から，利尿薬，スピロノラクトン内服例では少なくとも 4 週間前からレニン-アルドステロンに影響の少ない Ca 拮抗薬，α 遮断薬にする．

4 当日の準備

カプトプリル 50 mg．留置する場合は内分泌機能検査用セット（p.5）（留置は必須ではない）．

5 実施方法

早朝空腹，安静臥床の状態で負荷前の PRA を採血する．その後カプトプリル 50 mg を内服し，1 時間後に PRA を測定する．この間安静臥床し，15 分ごとに血圧を測定して低血圧に留意する．

6 判定基準

1 時間後の PRA が，① 12 ng/mL/h 以上，②前値より 10 ng/mL/h 以上の増加，③前値より 150% 以上の増加（前値が 3 ng/mL/h 未満のときは 400% 以上の増加），のすべてを満たした場合を陽性とする[1]．

7 感度・特異度

腎血管性高血圧の 90% が陽性となる．しかし，本態性高血圧でも 20% が陽性となる．

8 実施に注意を要する例

腎機能が低下している症例では，亢進したアンジオテンシン II で代償的に維持されていた糸球体内圧がカプトプリル投与により急激に低下し腎機能の悪化をきたすことがあるので，血清 Cr 2.0 mg/dL 以上の症例では施行しないほうがよい．

9 副作用・対処法

機能検査中・後に急な血圧低下を認めることがあるため，15 分ごとに血圧測定を行う．

文献

1) Muller FB, *et al.*：The captopril test for identifying renovascular disease in hypertensive patients. *Am J Med* 1986；**80**：633-644.

第 5 章　副腎および関連疾患──I　Bartter 症候群，Gitelman 症候群

サイアザイド負荷試験，フロセミド負荷試験

土屋恭一郎，北村健一郎

≫ 臨床医のための Point ▸▸▸

1 Bartter 症候群と Gitelman 症候群は，低カリウム血症および高レニン・アルドステロン血症を呈する遺伝性尿細管疾患である．

2 本負荷試験はフロセミドおよびサイアザイドへの反応性の違いから両疾患の診断と鑑別に用いられるが，病型によっては鑑別が困難であることも報告されている．したがって，確定診断には遺伝子検査が最も重要と考えられている．

前処置	・前日夜から絶食
当日の準備	・メスシリンダー，20 mL/kg 体重の飲料水，点滴用 0.45% 食塩水 1,000 mL，ヒドロクロロチアジド錠 100 mg もしくはフロセミド注射薬（ラシックス®注）20 mg
実施方法	・原則，入院で実施．早朝空腹時に持続点滴用のルートと反対側の採血用ルートを確保 ・排尿後，20 mL/kg 体重の飲料水を 30 分以内で経口摂取後，0.45% 食塩水を 5mL/min の速度で点滴静注 ・ヒドロクロロチアジド 100 mg 内服もしくはフロセミド 20 mg 静注 ・20 分ごとに完全排尿し，尿量が 200 mL/20 min を超えた後，最大尿量になるまで，サイアザイド負荷では 30 分ごと，フロセミド負荷では 20 分ごとに 3 回採血・採尿し，血漿浸透圧($Posm$)，血清クロライド(PCl)，血清クレアチニン(sCr)，尿浸透圧($Uosm$)，尿クロライド(UCl)，尿クレアチニン(uCr)，尿量を測定
判定基準	・負荷前 DFCR：Bartter 症候群で減少（20 ～ 65%），Gitelman 症候群では軽度減少（64 ～ 88%）（健常者：80 ～ 98%） ・サイアザイド負荷後：Gitelman 症候群で FECl（最大尿量時）著明低下（Δ FECl < 2.3%），Bartter 症候群では有意に増加 ・フロセミド負荷後：Bartter 症候群で DFCR が有意に減少
副作用・対処法	・心不全，水中毒，血圧変動など

DFCR：遠位尿細管 Cl 再吸収率（%）（CH_2O/[CH_2O + CCL]），FECl：クロライド排泄率（$100 \times$ [UCl/PCl] $\times$ (Pcr/Ucr)），CH_2O：(1 - Uosm/Posm)$\times$ V，Cl：UCl $\times$ V/PCl，V：単位時間あたりの尿量（mL/min）

1 目的

Bartter 症候群ならびに Gitelman 症候群の診断と鑑別．

2 原理

Bartter 症候群は，Henle 係蹄上行脚において NaCl の輸送に携わる NKCC2，ROMK1，ClC-Kb の遺伝子変異が原因とされており，それぞれ 1，2，3 型と分類される[1]．Gitelman 症候群は遠位尿細管の NCCT の遺伝子変異が原因として示されている[2]．

NKCC2 と NCCT はそれぞれフロセミドとサイアザイドの作用点であり，1 型 Bartter 症候群ではフロセミドに無反応，Gitelman 症候群ではサイアザイドに無反応であることで診断する．しかし，2 型，3 型 Bartter 症候群では必ずしも典型的な反応を示さないことから，病型の確定診断には遺伝子診断が最も重要と考えられている．

3 事前の処置

前日夜より禁食（飲水は可）とする．

4 当日の準備

メスシリンダー，20 mL/kg 体重の飲料水，0.45% 食塩水，ヒドロクロロチアジド錠（ヒドロクロロチアジド錠「トーワ」）100 mg もしくはフロセミド注射薬（ラシックス®注）20 mg．

5 実施方法

経口飲水後，尿量が 200 mL/20 min を超えない場合は可能ならば点滴速度を早める．

6 判定基準

負荷前および最大尿量時での DFCR，FECl．

7 感感度・特異度

ヒドロクロロチアジド 50 mg を用いた海外の検討では，負荷後（最大尿量時）Δ ECl 2.3% 未満をカットオフ値とした際の Gitelman 症候群における感度・特異度はそれぞれ 93%・100% であった[3]．

8 実施に注意を要する例

心機能低下および低ナトリウム血症の患者には禁忌である．

9 副作用・対処法

心不全，水中毒，血圧変動を起こす可能性があるため，検査後も全身状態を注意深く観察する．

文献

1) Seyberth HW：An improved terminology and classification of Bartter-like syndromes. Nat Clin Pract Nephrol 2008；4：560-567.

2) Simon DB, et al.：Gitelman's variant of Bartter's syndrome, inherited hypokalaemic alkalosis, is caused by mutations in the thiazide-sensitive Na-Cl cotransporter.Nat Genet 1996;12:24-30.

3) Colussi G, et al.：A thiazide test for the diagnosis of renal tubular hypokalemic disorders. Clin J Am Soc Nephrol 2007;2:454-460.

第 6 章 性腺疾患——A 多嚢胞性卵巣症候群

GnRH（LHRH）試験

髙木耕一郎

≫ 臨床医のための Point ▶▶▶

1 PCOS の病態である高 LH 状態と GnRH（LHRH）に対するゴナドトローフの反応性亢進をみる検査である.
2 現在，PCOS の診断に必須の検査ではない.

前処置	・特になし ・検査時期は月経開始後 3 〜 5 日目の卵胞期初期が望ましい ・エストロゲン，ゲスターゲンなどによる治療を受けている場合は 3 週間以上の休薬期間をおく
当日の準備	・内分泌機能検査用セット（p.5） ・GnRH（LH-RH 注 0.1mg）100 μg を静脈注射（TRH 試験を同時に行う場合は LH-RH とともに TRH 500 μg を静脈注射）
実施方法	・通常，外来で実施．投与前，投与後 15，30，60 分に採血を行い，LH，FSH，（PRL）を測定
判定基準	・多嚢胞性卵巣症候群：LH の基礎値が FSH に比して高く，LH のみ反応性の亢進を認める（PRL の基礎値が正常でも 15 分値が 70 ng/mL 以上では潜在性高プロラクチン血症と診断）
副作用・対処法	・悪心，尿意，熱感（TRH 併用時） ・下垂体腺腫患者に投与した場合，まれに頭痛，視力・視野障害などを伴う下垂体卒中が現れることがある．このような場合には外科的治療など適切な処置を行う ・ショックを起こすことがあるので，十分に観察し，必要に応じて適切な処置を行う

1 目的

多嚢胞性卵巣症候群（PCOS）における LH 分泌亢進と FSH 分泌低下を GnRH（LHRH）刺激下に明らかとする.

2 原理

PCOS では卵巣の莢膜細胞が産生するアンドロゲンによる GnRH 分泌促進とそれに伴う LH 分泌亢進，GnRH に対する感受性亢進，慢性的に低濃度のエストロゲンからのネガティブフィードバックによる FSH の分泌低下が認められる[1]．外因性の GnRH 投与により，LH の過剰反応が惹起される.

3 事前の前処置

特にないが，検査時期は月経開始後 3 〜 5 日目の卵胞期初期が望ましい．エストロゲン，ゲスターゲンなどの治療を受けている場合は 3 週間以上の休薬期間をおく.

4 当日の準備

内分泌機能検査用セット（p.5）．LH-RH 注 0.1mg（100 μg）を生理食塩液，ブドウ糖注射液，または注射用水 5 〜 10 mL に溶解する.

5 実施方法

通常，GnRH 試験は外来で実施し，LH-RH を静脈，あるいは筋肉注射する．投与前，投与後 15，30，60 分に採血を行い，LH，FSH を測定する[2]．TRH 試験は表参照.

6 判定基準

LH の基礎値が FSH に比して高く，LH のみ反応性の亢進を認める．肥満を伴った PCOS では LH の基礎値が低い傾向にあり，GnRH に対する過剰反応の程度も肥満を伴わない PCOS より低いことに留意する[3].

また，わが国における PCOS の診断基準は 2007 年に改訂され[4]，それによると，①月経異常，②超音波断層法での卵巣の観察による多嚢胞卵巣所見，③血中男性ホルモン高値，または LH 基礎値高値かつ FSH 基礎値正常，の 3 項目すべてを満たすものとされており，GnRH 試験は PCOS の診断に必須の検査ではない.

7 実施に注意を要する例

PCOS 例が疑われる症例では無月経や希発月経を伴っているが，散発的に排卵していることもあるため，基礎体温を測定させ，排卵していないことを確認することが望ましい.

8 副作用・対処法

悪心，尿意，熱感（TRH 試験同時施行時）．下垂体腺腫患者に投与した場合，まれに頭痛，視力・視野障害などを伴う下垂体卒中が現れることがある．このような場合には外科的治療など適切な処置を行う．また，ショックを起こすことがあるので，十分に観察し，必要に応じて適切な処置を行う.

文献

1) Eagleson CA, et al.：Polycystic ovary syndrome：evidence that flutamide restores sensitivity of the gonadotropin-releasing hormone pulse generator to inhibition by estradiol and progesterone. J Clin Endocrinol Metab 2000；85：4047-4052.
2) 日本生殖医学会編：生殖医療ガイドライン 2007. 金原出版, 2007.
3) Morales AJ, et al.：Insulin, somatotropic, and LH axes in lean and obese women with polycystic ovary syndrome. Common and distinct features. J Clin Endocrinol Metab 1996；81：2854-2864.
4) 生殖・内分泌委員会報告：本邦婦人における多嚢胞性卵巣症候群の診断基準設定に関する小委員会検討結果報告．日本産科婦人科学会雑誌 2006；58：1072-1083.

第6章　性腺疾患——B　性腺機能低下症（女性）

1 クロミフェン試験

苛原　稔

▶▶ 臨床医のための Point ▶▶▶

1. 視床下部性排卵障害の有無のチェックを目的としているが，併せて臨床的には排卵誘発治療にもなる．
2. 第二度無月経では排卵誘発効果が低い．

前処置	・事前に消退出血を起こす性ホルモン製剤やクロミフェン製剤を処方し，その内服スケジュールを丁寧に説明しておく
当日の準備	・消退出血が始まった日を第1日として，第5日目からクロミフェン製剤を5日間内服させる
実施方法	・クロミフェンの内服を終了した日から1〜2週間後に来院させ，超音波断層法で卵胞発育を画像診断するとともに，基礎体温表から排卵の有無をチェックし，また血中エストラジオールとプロゲステロンを測定する
判定基準	・卵胞発育，排卵，あるいはエストラジオールやプロゲステロンの上昇が認められれば視床下部性排卵障害と判断する
副作用・対処法	・まれに卵巣過剰刺激症候群が発生する可能性がある．発生すれば慎重に経過を観察する

1 目的

　無月経患者に対して，中枢に作用してGnRH分泌を促進する作用のある排卵誘発剤を投与し，中枢性排卵障害の有無を調べる．これで卵胞発育や排卵があれば視床下部性排卵障害と考えられる．

2 原理

　クロミフェンクエン酸塩錠（クロミッド®）はエストロゲン様構造を持ち，視床下部のエストロゲン受容体に拮抗的に働くことで抗エストロゲン作用を発揮する[1]．そのため，GnRH分泌とそれに続くゴナドトロピン分泌が増加し，結果として卵胞発育が促進する．

3 事前の処置

　基本的にはゲスターゲン製剤やエストロゲン・ゲスターゲン合剤などで消退出血を起こさせた後にクロミフェン製剤を投与するので，それらの製剤の内服のスケジュールをわかりやすく説明しておく．

4 当日の準備

　消退出血の開始日を第1日とし，第5日目からクロミフェン製剤を内服させる．

5 実施方法

　クロミフェンを50〜100 mg/day，5日間連日内服させ，内服終了日から1〜2週間後に来院させて，経腟超音波断層法を行い卵胞発育を画像診断するとともに，血中エストラジオールと血中プロゲステロンを測定する[2]．また，基礎体温表を確認して，排卵の有無をチェックする．もし，挙児希望があり，排卵前の卵胞成熟があればhCGを投与して排卵させることも考える．

6 判定基準

　クロミフェン投与後1〜2週間以内で，卵胞発育，エストラジオールの上昇，基礎体温で排卵が推定される．血中プロゲステロンの上昇などを確認したら，視床下部性排卵障害と考えられる．

7 感度・特異度

　第一度無月経では70%程度で排卵がみられるが，第二度無月経では10%以下である．

8 実施に注意を要する例

　クロミフェンの効果が少ない可能性のある症例として，多嚢胞性卵巣症候群や黄体化非破裂卵胞症候群などが考えられるので注意が必要である．

9 副作用・対処法

　クロミフェンには特に大きな副作用は少ないが，卵巣過剰刺激症候群の発生がある場合があることに留意が必要である．

▎文献▎

1) Kerin JF, *et al.*：Evidence for a hypothalamic site of action of clomiphene citrate in women. *J Clin Endocrinol Metab* 1985；**61**：265-268.
2) 日本生殖医学会編：クロミフェン療法・シクロフェニル療法．生殖医療の必修知識 2017．2017；162-164.

第6章 性腺疾患——B 性腺機能低下症（女性）

2 GnRH 試験

苅原　稔

≫ 臨床医のための Point ▶▶▶

1 合成 GnRH に対する下垂体のゴナドトロピン分泌能を調べる検査である.
2 ゴナドトロピン分泌の反応性の違いで排卵障害の障害部位を診断する.
3 多嚢胞性卵巣症候群では LH は過剰反応，FSH は正常反応である.

前処置	・特になし		
当日の準備	・採血キット，合成 GnRH（LH-RH 注「タナベ」）0.1 mg		
実施方法	・合成 GnRH（LH-RH 注 0.1 mg「タナベ」）0.1 mg を生理食塩水で 5 〜 10 mL に希釈し，静注する．投与前および投与後 30 分（可能なら投与後 15，30，60 分の 3 点）で採血し，血中 LH および FSH を測定し，反応性を調べる		
判定基準	排卵障害部位	GnRH 投与前の LH および FSH	GnRH 投与後（主に 30 分）の LH および FSH
	視床下部性	低値または正常	正常 LH：5 〜 10 倍 FSH：1.5 〜 3 倍
	下垂体性	低値	不良
	卵巣性	高値	過剰反応
	多嚢胞性卵巣症候群	LH 高値 FSH 正常値	LH 過剰反応 FSH 正常反応
副作用・対処法	・特記すべき副作用はない		

1 目的

下垂体からのゴナドトロピン（LH，FSH）分泌能を調べ，排卵障害の部位別診断を行う[1].

2 原理

合成 GnRH を投与して，下垂体からのゴナドトロピン（LH，FSH）の分泌を 15 〜 60 分程度の時間経過で調べる[2]. 視床下部性では GnRH 分泌が低下しているが下垂体機能は保たれているので，合成 GnRH 投与で正常なゴナドトロピン分泌が起こる. 下垂体性では下垂体機能が障害されているのでゴナドトロピン分泌は回復しない. 卵巣性では下垂体機能には異常がないのに卵巣が反応しないので，下垂体からのゴナドトロピン分泌は過剰となる. 多嚢胞性卵巣症候群では，LH 基礎値高値，FSH 基礎値正常であり，合成 GnRH に対する反応も LH 過剰反応，FSH 正常反応である.

3 事前の処置

特になし.

4 当日の準備

合成 GnRH（LH-RH 注「タナベ」）0.1 mg.

5 実施方法

合成 GnRH（LH-RH 注 0.1 mg「タナベ」）0.1 mg を生理食塩水で 5 〜 10 mL に希釈し，静注する. 投与前および投与後 30 分（可能なら投与後 15，30，60 分の 3 点）で採血し，血中 LH および FSH を測定し，反応性を調べる.

6 判定基準

表に示したとおりである. GnRH に対する正常範囲は，LH 5 〜 10 倍，FSH 1.5 〜 3 倍程度で判断する.

7 感度・特異度

視床下部性と下垂体性の無月経の鑑別においては特異性は低い.

8 実施に注意を要する例

特になし.

9 副作用・対処法

特になし.

文献

1) Soules MR, *et al*：Amenorrhea：observations based on the analysis of luteinizing hormone-releasing hormone testing. *Am J Obstet Gynecol* 1979；**135**：651-662.
2) 青野敏博他（編）：各種内分泌負荷試験の適応と診断基準. 産婦人科ベッドサイドマニュアル. 医学書院，2017；113-114.

第6章　性腺疾患——B　性腺機能低下症（女性）

3 hMG 試験

苛原　稔

≫ 臨床医のための Point ▶▶▶

1. 卵巣性無月経では卵胞発育がみられず，投与前後のエストラジオール値は低い．
2. ゴナドトロピン抵抗性卵巣症候群を疑う場合は Kaufmann 療法後に施行する．
3. hMG に続いて hCG を投与した場合には，卵巣過剰刺激症候群に留意する．

前処置	・7日間程度の連日来院のスケジュール調整
当日の準備	・特になし
実施方法	・hMG 製剤を 150 単位 /day，7日間程度連日筋注または皮下注する．1日の投与直前と7日目の投与終了後に超音波検査と血中エストラジオールを測定する
判定基準	・経腟超音波断層法による卵胞発育の確認ができず血中エストラジオール値の上昇がない場合は卵巣性無月経である
副作用・対処法	・hMG 製剤の投与で多発卵胞発育が起こると，その後に hCG を投与した場合，卵巣過剰刺激症候群（OHSS）が発生する可能性があるので留意する．発生した場合は慎重に経過を観察する

1 目的

外来性のゴナドトロピン製剤を投与し，卵巣の反応を調べ，卵巣性無月経の診断に用いる．

2 原理

ヒト閉経後尿性ゴナドトロピン製剤（hMG）は FSH 様の作用があり，排卵誘発剤として使用されてきた[1]．そこで，hMG 製剤を投与し，卵胞発育（発育卵胞の最大径が 14 mm 程度以上が目安）が認められれば，卵巣機能に異常がないと判断できる．卵胞発育の指標は経腟超音波断層法による卵胞発育の確認か血中エストラジオール値の上昇である．

3 事前の処置

hMG の連日注射を行うので，1週間程度の来院が必要となる．

4 当日の準備

特になし．

5 実施方法

hMG 製剤を 150 単位 /day，7日間程度連日筋注または皮下注する．1日の投与直前と7日目の投与終了後に超音波検査と血中エストラジオールを測定する．

6 判定基準

卵巣性無月経では卵胞発育はみられず，エストラジオール値も低いままである．

7 感度・特異度

卵巣性無月経の診断には感度・特異度とも良好である．

8 実施に注意を要する例

ゴナドトロピン抵抗性卵巣症候群（卵巣には発育可能な卵胞が存在するが，高ゴナドトロピンのため卵巣が反応しない状態）を疑う場合は Kaufmann 療法後に hMG を投与すると反応する場合がある．

9 副作用・対処法

hMG 製剤の投与で多発卵胞発育が起こると，その後に hCG を投与した場合，卵巣過剰刺激症候群（OHSS）が発生する可能性があるので留意する．目安は多発卵胞発育の有無であり，発生したら慎重な管理が必要である[2]．

▮文献▮

1) 日本生殖医学会編：ゴナドトロピン療法．生殖医療の必修知識 2017．2017；165-169
2) 日本産科婦人科学会生殖・内分泌委員会：生殖・内分泌委員会報告 卵巣過剰刺激症候群の管理方針と防止のための留意事項．日本産婦人科学会雑誌 2009；61：1138-1145.

第6章 性腺疾患——B 性腺機能低下症（女性）

プロゲステロン負荷試験

岩原由樹，久保田俊郎

》》臨床医のための Point ▶▶▶

1. 無月経患者の重症度を診断するために実施する負荷試験で，プロゲステロン負荷後子宮からの消退出血を認めれば第一度無月経と診断される．
2. 第一度無月経患者の卵巣では，ある程度の成熟した卵胞発育を認め，エストロゲンが分泌されている．
3. 負荷後消退出血を認めなければエストロゲン・プロゲステロン負荷試験を行う．

前処置	・担当医師の十分な問診：月経歴，妊娠分娩歴，月経異常の発現の様式，体重の変動，精神的ストレス，月経不順以外の臨床症状の有無（多毛，乳汁漏出等），甲状腺機能異常などの内科疾患の既往歴，常用薬の確認（胃薬，精神刺激薬） ・妊娠判定（妊娠していないことの確認） ・内分泌的検索（基礎体温，ホルモン測定） ・器質的な疾患の有無（内診，経腟超音波断層検査等）
当日の準備	・投与薬剤（「実施方法」の項参照）
実施方法	・外来にて問診・診察を行い，薬剤投与 処方例 　例1：クロルマジノン酢酸エステル（ルトラール®錠2 mg）4 mg/day　10日間 　例2：ジドロゲステロン（デュファストン®錠5 mg）10 mg/day　10日間 　例3：メドロキシプロゲステロン酢酸エステル（ヒスロン®錠5）10 mg/day　10日間
判定基準	・服用終了後3～4日に消退出血を認めた場合：第一度無月経
副作用・対処法	・肝障害，血栓性疾患→担当医師の観察，血液検査

1 目的
無月経に対し第一度無月経の判定を行うと同時に，卵巣における卵胞の発育の有無を検索することが可能である．

2 原理
プロゲステロンを投与し，消退出血があると第一度無月経と診断される．患者卵巣ではある程度成熟した卵胞の発育を認め，エストロゲンを分泌しており，子宮内膜はプロゲステロンに反応すると解釈され，機能障害の程度としては軽いと考えられる．第一度無月経には Holmstrom 療法を，挙児希望例にはクロミフェン投与が第一選択である．

3 事前の処置
問診，内診，基礎体温測定，妊娠判定，超音波断層検査等．
血中ホルモン検査（FSH，LH，PRL，エストラジオール，プロゲステロン，テストステロン等）．

4 当日の準備
十分な問診，診察のあとに薬を処方する．

5 実施方法
例1：クロルマジノン酢酸エステル（ルトラール®錠2 mg）4 mg/day　10日間．
例2：ジドロゲステロン（デュファストン®錠5 mg）10 mg/day　10日間．
例3：メドロキシプロゲステロン酢酸エステル（ヒスロン®錠5）5～10 mg/day　10日間．

6 判定基準
服用終了後3～4日に消退出血を認めた場合に第一度無月経と診断する．出血がない場合はエストロゲン・プロゲステロン負荷試験を行う．

7 感度・特異度
それぞれ60～80%と報告により差がある[1]．

8 実施に注意を要する例
重篤な肝障害，肝疾患のある患者（肝障害，肝疾患を悪化させることがある）．心疾患，腎疾患のある患者またはその既往歴のある患者（Naまたは体液の貯留が現れることがある）．血栓性疾患またはその既往歴のある患者．

9 副作用・対処法
過敏症，悪心・嘔吐，不正出血，下腹部痛（重症例は来院を指示し診察を行う）．

文献
1) Practice Committee of the American Society for Reproductive Medicine：Current evaluation of amenorrhea. *Fertil Steril* 2004；**82**：266-672.

第 6 章　性腺疾患——B　性腺機能低下症（女性）

5 エストロゲン・プロゲステロン負荷試験

岩原由樹，久保田俊郎

≫ 臨床医のための Point ▸▸▸

1 プロゲステロン負荷試験に反応がないものに対して行う検査であり，負荷後消退出血を確認すれば，卵胞の発育が極めて不良な第二度無月経の診断となる．

2 エストロゲン・プロゲステロン負荷試験でも陰性のときは，機能的子宮を欠く子宮性無月経が考えられる．

前処置	・プロゲステロン負荷試験で陰性を確認 ・担当医師の十分な問診 ・妊娠判定（妊娠していないことの確認） ・内分泌的検索（基礎体温，ホルモン測定） ・器質的な疾患の有無（内診，経腟超音波断層検査等）
当日の準備	・投与薬剤（「実施方法」の項参照）
実施方法	・外来にて問診・診察を行い，薬剤投与 処方例 　例 1：結合型エストロゲン（プレマリン® 錠 0.625 mg）0.625 ～ 1.25 mg/day　21 日間 　　　　後半の 11 日間に別項のプロゲステロン負荷試験で用いるプロゲステロンを併用 　例 2：結合型エストロゲン（プレマリン® 錠 0.625 mg）0.625 ～ 1.25 mg/day　10 日間 　　　　翌日よりエチニルエストラジオール＋ノルゲストレル（プラノバール® 配合錠）1 Tab/day　11 日間
判定基準	・エストロゲン，プロゲステロン両者の服薬終了後 3 ～ 4 日に出血を認めた場合：第二度無月経
副作用・対処法	・肝障害・血栓性疾患→担当医師の観察，血液検査

1 目的

　無月経に対し第二度無月経か否かの判定を行うと同時に，陰性であれば子宮性無月経の診断が可能となる．

2 原理

　エストロゲン，プロゲステロンを投与することで消退出血があると第二度無月経と診断される．陽性の場合，卵巣における卵胞発育の停止（視床下部，下垂体の障害による FSH・LH の分泌不全か，卵巣のゴナドトロピンに対する感受性の低下が原因である）と機能性子宮の存在が確認される．子宮内膜は性ステロイドに反応しうるが，内因性エストロゲンが不足している状態といえる．陰性例は子宮性無月経と診断される．

　第二度無月経は内因性のエストロゲンの分泌は少なく，重度の卵巣機能不全を呈している．挙児希望のない場合は Kaufmann 療法を，第二度無月経患者ではクロミフェン療法が無効なことが多く，挙児希望例では hMG-hCG 療法を行う．

3 事前の処置

　問診，内診，基礎体温測定，妊娠判定，超音波断層検査，プロゲステロン負荷試験にて消退出血がないことを確認する．

4 当日の準備

　十分な問診，診察のあとに薬を処方する．

5 実施方法

処方例

　例 1：結合型エストロゲン（プレマリン® 錠 0.625 mg）0.625 ～ 1.25 mg/day　21 日間．
　　　　後半の 11 日間に別項のプロゲステロン負荷試験で用いるプロゲステロンを併用．

　例 2：結合型エストロゲン（プレマリン® 錠 0.625 mg）0.625 ～ 1.25 mg/day　10 日間．
　　　　翌日よりエチニルエストラジオール＋ノルゲストレル（プラノバール® 配合錠）1 Tab/day　11 日間．

6 判定基準

　エストロゲン，プロゲステロン両者の投与終了後，3 ～ 4 日後に出血があれば第二度無月経と診断される．

7 実施に注意を要する例

　乳癌の既往歴のある患者，血栓性疾患がある患者，重篤な肝障害がある患者．

8 副作用・対処法

　血栓症，過敏症，悪心・嘔吐，下腹部痛（重症例は来院を指示し診察を行う）．

▌文献▌

1）石川智則，久保田俊郎：知っておきたい今日のホルモン療法月経異常　月経異常とホルモン療法．産婦人科治療 2009；98（増刊）：573 -582.

第 6 章　性腺疾患——C　性腺機能低下症(男性)

hCG 負荷試験

岡田　弘

≫ 臨床医のための Point ▶▶▶

1 精巣機能低下症を疑わせる患者に行う.
2 テストステロンは日内変動が大きいため,午前中の採血に留意する.
3 LHRH 試験結果と合わせて,精巣機能低下症の責任病巣を特定する.

前処置	・睡眠の影響を受けるため,極端な睡眠不足を避ける
当日の準備	・内分泌機能検査用セット(p.5) ・hCG(ゴナトロピン®注用 5000 単位)5000 単位※ 3000 単位でも可
実施方法	・外来または入院で実施 ・午前中に採血する(早朝から 9 時までの間が望ましい) ・day 1 に採血,T(テストステロン)測定.採血後に hCG5000 単位筋注 ・day 1, 2, 3 の午前中に hCG5000 単位筋注 ・day 4 の午前 9 時に採血,T 測定 hCG 3 日間筋注 ↓
判定基準	・健常者:T が負荷前値の 2 ~ 4 倍になるか,正常下限を超えた場合 ・精巣機能低下症:T が負荷前値の 2 倍未満
副作用・対処法	・アナフィラキシーショックを生じた場合→ショックの処置を行う ・乳房痛や発疹→経過観察で軽快する

表中の小表:

	前値	4 日目
LH	○	
FSH	○	
T	○	○

1 目的

精巣機能低下症(低テストステロン血症)の責任病巣が,精巣そのものにある(原発性精巣機能障害)のか,精巣よりも上位(下垂体・視床下部)にあるのかを判定する.

2 原理

血中テストステロン(T)が低値を示す精巣機能低下症において,下垂体前葉ホルモンである LH の代わりに LH 作用のある hCG を外因性に投与し,精巣 Leydig 細胞を刺激して T 分泌が誘導されるか否かを判定する.

Leydig 細胞機能が正常であれば,刺激後に T 値が正常下限値を超える,ないしは刺激前値の 2 ~ 4 倍になる.この場合,低テストステロン血症の原因は下垂体または視床下部と推察する.通常,別の日に行われた LHRH 試験の結果を合わせて精巣機能低下症の責任病巣を特定する.

3 事前の処置

血中 T 値は日内変動するため,午前中(できれば 9 時まで)の採血が望ましい.睡眠のリズムの乱れが血中 T 値に影響を与える可能性があるため,極端な睡眠不足は避ける.

4 当日の準備

内分泌機能検査セット(p.5),筋注用 hCG 5000 単位

(3000 単位でも可).

5 実施方法

外来または入院で実施.検査直前の午前 9 時に採血し LH,FSH,T を測定,この直後から 3 日間連続で hCG5000 単位を筋注し,4 日目の午前 9 時に採血,T を測定する.入院で実施する場合は,午前 9 時の T 値を連日測定する.

6 判定基準

健常者では,T 値が検査前に比して 2 ~ 4 倍になるか,正常下限値を超える.精巣機能低下症の場合,T が負荷前値の 2 倍未満となる.

7 実施に注意を要する例

検査前の T 値が正常下限を少し下回る程度の場合は,hCG 負荷により血中 T 値が正常上限を大幅に超えることになり,乳房痛や坐瘡様発疹を生じることがある.

hCG は生物由来製剤であり,種々の蛋白を含有しているため,アナフィラキシーを生じる可能性がある.

8 副作用・対処法

アナフィラキシーを生じた場合は,ショックの処置を行う.乳房痛や発疹は通常,経過観察で軽快する.

第 7 章　消化管ホルモン産生腫瘍——A　インスリノーマ

1 絶食試験

泉山　肇，平田結喜緒

≫ 臨床医のための Point ▶▶▶

1 インスリノーマの存在診断に用いる.
2 血糖＜ 60 mg/dL では医師は必ず病棟に常駐し緊急時に対応可能とする.
3 患者への負荷が大きい検査であり安易に行わず，低血糖をきたす疾患（薬剤性，反応性，インスリン自己免疫症候群，非 β 細胞腫瘍，詐病など）の鑑別をしたうえで行う.

前処置	・血糖値に影響を及ぼさない薬のみ内服可
当日の準備	・内分泌機能検査用セット(p.5)，簡易式自己血糖測定器，50％ ブドウ糖，グルカゴン（グルカゴン注射用 1 単位）1 mg
実施方法	・絶食後 6 時間ごとに採血．血糖＜ 60 mg/dL になったら 1 〜 2 時間ごとに採血，血糖＜ 45 mg/dL で終了 ・採血項目：血糖，インスリン，C ペプチド ・低血糖症状の有無にかかわらず最長 72 時間で終了 ・終了時点でグルカゴン（1 mg）を静脈投与，10，20，30 分後に採血（血糖のみ） ・終了後食事開始
判定基準	・インスリノーマ存在：低血糖発作時のインスリン（＞ 6 μU/mL），C ペプチド（＞ 0.6 ng/mL）とグルカゴン（1 mg）静注後の血糖上昇（＞ 25 mg/dL）
副作用・対処法	・血糖＜ 60 mg/dL で担当医は必ず病棟に常駐し緊急時に対応 ・低血糖症状出現時，直ちに 50％ ブドウ糖静注

1 目的
インスリノーマの存在診断.

2 原理
健常者では血糖値の変化に応じて膵 β 細胞よりインスリンが放出されるため血糖の変動は狭い範囲に調整されている．インスリノーマでは絶食による外因性カロリーの制限にもかかわらず，腫瘍からのインスリンの自律性分泌により徐々に血糖低下を生じ，最終的に低血糖症状が出現する.

3 事前の処置
血糖値に影響を及ぼさない薬のみ内服可とする.

4 当日の準備
内分泌機能検査用セット(p.5)，簡易式自己血糖測定器，50％ ブドウ糖，グルカゴン（グルカゴン注射用 1 単位）1 mg.

5 実施方法
必ず入院管理下で実施する．活動制限は必要ない．飲水はカロリー，カフェインを含まないものとする．最後にカロリー摂取した時点を開始時とする．絶食後 6 時間ごとに採血を施行し，血糖＜ 60 mg/dL となったら 1 〜 2 時間ごとに採血，＜ 45 mg/dL で終了する．血糖＜ 60 mg/dL 以降は簡易式自己血糖測定器を併用し血糖を確認しながら経過観察する．採血項目は血糖，インスリン，C ペプチド，可能ならプロインスリン，β-hydroxybutyrate．低血糖症状の有無にかかわらず最長 72 時間で終了とする．終了時点でグルカゴン（1 mg）を静脈投与し，10, 20, 30 分後に採血（血糖のみ）を行い，終了後食事開始とする.

6 判定基準
低血糖発作時にインスリン＞ 6 μU/mL，C ペプチド＞ 0.6 ng/mL（プロインスリン＞ 5.0 pmol/L，β-hydroxybutyrate ＜ 2.7 mmol/L）．グルカゴン（1 mg）静注後の血糖上昇（＞ 25 mg/dL）であればインスリノーマが存在する可能性が強い.

7 感度・特異度
インスリノーマでは 12 時間（30 〜 40％），24 時間（80％ 以上），48 時間（90％ 以上），72 時間（98 〜 100％）以内に低血糖症状が出現する．感度・特異度はいずれも 95％ 以上である.

8 実施に注意を要する例
溶血するとインスリンが低値になるため，採血には十分注意する.
ブドウ糖反応性インスリノーマの場合，食後に低血糖症状を認めるため絶食試験に先駆け 75 g 経口ブドウ糖負荷試験を施行するべきである.

9 副作用・対処法
血糖＜ 60 mg/dL では担当医は必ず病棟に常駐し緊急時に対応可能とする．低血糖症状が出現した場合は直ちに 50％ ブドウ糖の静脈注射を行う.

文献
1) Service FJ：Hypoglycemic disorders. *N Engl J Med* 1995；**332**：1144-1152.
2) Plazckowski KA, *et al.*：Secular trends in the presentation and management of functioning insulinoma at the Mayo Clinic, 1987-2007. *J Clin Endocrinol Metab* 2009；**94**：1069-1073.

第7章 消化管ホルモン産生腫瘍——A インスリノーマ

選択的動脈内カルシウム注入試験

泉山 肇, 平田結喜緒

臨床医のための Point ▶▶▶

1. インスリノーマ局在診断のゴールドスタンダード検査である.
2. 事前に放射線科医とカテーテル挿入部位および採血方法に関して十分な打ち合わせをする.
3. 検体数が多いため検体を採血管に移す際には番号と部位の確認を必ず行う.

前処置	・インスリン分泌に影響する薬剤は前日より中止. 鼠径部の剃毛, 検査前の食止め, 出棟時の静脈確保を行う ・挿入動脈名・採血時間を記載したラベルを試験管に貼付
当日の準備	・内分泌機能検査用セット (p.5) ・グルコン酸カルシウム（カルチコール®注射液 8.5% 5 mL, Ca：0.39 mEq/mL), 50% ブドウ糖
実施方法	・右大腿動・静脈にシェファードフックカテーテル (4 Fr) 挿入 ・動脈からのカテーテル（マイクロカテーテル併用）を動脈 (GDA, SpA, SMA, PHA) に挿入, グルコン酸カルシウム (0.025 mEq/kg) 注入（右肝静脈より 30 秒ごと〈0〜120 秒間〉に採血, インスリン測定） ・Ca 注入間隔は 5 分
判定基準	・インスリノーマ：インスリン反応（＞2 倍）を認めた動脈の支配領域での存在を示唆
副作用・対処法	・検査中の低血糖, 低血糖症状→ブドウ糖投与（検査は継続可能） ・Ca 投与直後の一過性・非特異的症状の出現 ・造影剤アレルギー (→抗ヒスタミン薬, ステロイド薬), 腎機能障害 (→補液), カテーテル挿入部の血腫 (→局所止血)

1 目的

インスリノーマの局在診断.

2 原理

膵β細胞では細胞内外の Ca 濃度差が大きくなると, 電位依存性カルシウムチャネルが活性化され, 細胞内に Ca が流入しインスリン分泌が惹起される. 膵臓の各支配動脈（胃十二指腸動脈〈GDA〉・上腸間膜動脈〈SMA〉・脾動脈〈SpA〉）および固有肝動脈 (PHA) に選択的にカテーテルで Ca を注入し, インスリンの分泌反応により動脈支配領域でのインスリノーマの局在診断を行う（選択的動脈内カルシウム注入試験：SACI test または ASVS).

3 事前の処置

インスリン分泌に影響する薬剤は前日より中止とする. 基本的には血管造影検査と同様で鼠径部の剃毛と検査前の食止め, 出棟時の静脈確保を行う. 採血管の本数が多いため, 前日に挿入動脈名および採血時間を明確に記載したラベルを試験管に貼っておく.

4 当日の準備

内分泌機能検査用セット (p.5), グルコン酸カルシウム（カルチコール®注射液 8.5% 5 mL, Ca：0.39 mEq/mL), 50% ブドウ糖.

5 実施方法

右大腿動・静脈からそれぞれシェファードフックカテーテル (4 Fr) を挿入する. 一方は採血用に右肝静脈に固定する. 動脈中のカテーテルを GDA, SpA, SMA, PHA の順に挿入し（マイクロカテーテルを併用), グルコン酸カルシウム (0.025 mEq/kg) を注入 (bolus) して右肝静脈より採血 (0〜120 秒：30 秒ごと) しインスリンを測定する. それぞれの Ca 注入間隔は 5 分あける.

6 判定基準

インスリンの反応（＞2 倍）が認められた動脈の支配領域 (GDA または SMA：膵頭部または膵鉤部, SpA：膵体尾部, PHA：肝臓) にインスリノーマが存在する.

7 感度・特異度

感度・特異度はいずれも約 90〜100% である.

8 実施に注意を要する例

造影剤アレルギー（ヨードアレルギーでもガドリニウムでは可能な場合がある）, 腎機能障害を認める症例では検査の適応を慎重に検討する.

9 副作用・対処法

検査中に低血糖（＜40〜50 mg/dL) あるいは低血糖症状を認めた場合は速やかにブドウ糖を投与する（検査は継続可能). Ca 投与直後, 心悸亢進, 徐脈, 血圧変動, 熱感, 紅潮, 発汗等の症状が一過性に現れることがある. 造影剤によるアレルギー（抗ヒスタミン薬, ステロイド薬投与）や腎機能障害（十分な補液), カテーテル挿入部の血腫（局所止血）などの管理には十分注意する.

文献

1) Doppman JL, et al.：Localization of insulinomas to regions of the pancreas by intra-arterial stimulation with calcium. Ann Intern Med 1995；123：269-273.
2) Brändle M, et al.：Assessment of selective arterial calcium stimulation and hepatic venous sampling to localize insulin-secreting tumours. Clin Endocrinol 2001；55：357-362.

第 7 章　消化管ホルモン産生腫瘍——B　ガストリノーマ

選択的動脈内カルシウム注入試験

泉山　肇，平田結喜緒

≫ 臨床医のための Point ▶▶▶

1 セクレチン(本邦発売中止)の代替検査である.
2 放射線科医と検査前の十分なシミュレーションを行う.
3 検体数が多いため取り違いに注意する.

前処置	・鼠径部の剃毛，検査前の食止め，出棟時の静脈確保 ・挿入動脈名・採血時間を記載したラベルを試験管に貼付
当日の準備	・内分泌機能検査用セット(p.5) ・グルコン酸カルシウム(カルチコール® 注射液 8.5% 5 mL，Ca：0.39 mEq/mL)
実施方法	・右大腿動・静脈にシェファードフックカテーテル(4 Fr)挿入 ・動脈からのカテーテル(マイクロカテーテル併用)を動脈(GDA，SpA，SMA，PHA)に挿入，グルコン酸カルシウム(0.025 mEq/kg)を注入(右肝静脈より 30 秒ごと〈0 〜 120 秒間〉に採血，ガストリン測定) ・Ca 注入間隔は 5 分
判定基準	・ガストリノーマ：ガストリン反応(> 2 倍)を認めた動脈支配領域に腫瘍の存在を示唆
副作用・対処法	・Ca 投与直後の一過性・非特異的症状の出現 ・造影剤アレルギー(→抗ヒスタミン薬，ステロイド薬)，腎機能障害(→補液)，カテーテル挿入部の血腫(→局所止血)

1 目的

ガストリノーマの局在診断.

2 原理

ガストリノーマ(> 80%)では Ca 感受性受容体が腫瘍に多く存在するため，細胞外 Ca 濃度の上昇で細胞内 Ca ストアから Ca が放出されガストリン分泌が惹起されると考えられている.膵臓の各支配動脈(胃十二指腸動脈〈GDA〉・上腸間膜動脈〈SMA〉・脾動脈〈SpA〉)および固有肝動脈(PHA)にカテーテルで選択的に Ca を注入し，ガストリンの分泌反応により動脈支配領域でのガストリノーマの局在診断を行う(選択的動脈内カルシウム注入試験：SACI test または ASVS).

3 事前の処置

血管造影検査同様，鼠径部の剃毛と検査日の食止め，出棟時の静脈確保を行う.採血管の本数が多いため，前日に挿入動脈名と採血時間を明確に記載したラベルを試験管に貼っておく.

4 当日の準備

内分泌機能検査用セット(p.5)，グルコン酸カルシウム(カルチコール® 注射液 8.5% 5mL，Ca：0.39 mEq/mL).

5 実施方法

右大腿動・静脈からそれぞれにシェファードフックカテーテル(4 Fr)を挿入する.一方は採血用に右肝静脈に固定する.動脈中のカテーテルを GDA，SpA，SMA，PHA の順に挿入し(マイクロカテーテルを併用)，グルコン酸カルシウム(0.025 mEq/kg)を注入(bolus)して右肝静脈より採血(0 〜 120 秒：30 秒ごと)し，ガストリンを測定する.それぞれの Ca 注入間隔は 5 分あける.

6 判定基準

ガストリンの反応(> 2 倍)が認められた動脈の支配領域(GDA または SMA：膵頭部，膵鉤部，十二指腸粘膜下，リンパ節，SpA：膵体尾部，PHA：肝臓)にガストリノーマが存在する.

7 感度・特異度

Ca の全身投与での感度(60 〜 70%)はセクレチンの感度(90 〜 100%)に比べ低い.Ca とセクレチンを組み合わせた場合，感度・特異度> 95% だが，Ca 単独での感度・特異度の報告はない.

8 実施に注意を要する例

造影剤アレルギー(ヨードアレルギーでもガドリニウムでは可能な場合がある)，腎機能障害を認める症例では検査の適応を慎重に検討する.

9 副作用・対処法

Ca 投与直後，心悸亢進，徐脈，血圧変動，熱感，紅潮，発汗等の症状が一過性に現れることがある.造影剤によるアレルギー(抗ヒスタミン薬，ステロイド薬投与)や腎機能障害(十分な補液)，カテーテル挿入部の血腫(局所止血)などの管理には十分注意する.

文献

1) Goebel SU, et al.：Expression of the calcium-sensing receptor in gastrinomas. *J Clin Endocrinol Metab* 2000；**85**：4131-4137.

2) Berna MJ, et al.：Serum gastrin in Zollinger-Ellison syndrome：II. Prospective study of gastrin provocative testing in 293 patients from the National Institutes of Health and comparison with 537 cases from the literature. evaluation of diagnostic criteria, proposal of new criteria, and correlations with clinical and tumoral features. *Medicine*(*Baltimore*)2006；**85**：331-364.

索引

■ 和文

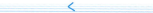

アドレナリン　87
アルギニン試験　51
アルコール多飲　41

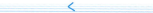

異所性ACTH産生腫瘍　37
異所性ACTH症候群　37, 38, 39, 40
イムノアッセイ　3
インスリノーマ　23, 100, 101
インスリン低血糖試験　6, 52

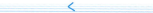

うつ病　41
エストロゲン　98
オクトレオチド酢酸塩　29

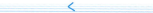

海綿静脈洞サンプリング　43
下垂体機能低下症　24
下垂体障害　58
下錐体静脈洞サンプリング　43
下垂体性無月経　95
下垂体性甲状腺機能亢進症　46
下垂体卒中　6, 34, 47
ガストリノーマ　102
家族性低カルシウム尿性高カルシウム血症（FHH）　17
褐色細胞腫　68, 87
カプトプリル試験　79, 91
カルシウム刺激試験　65
カルシトニン　65

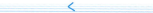

奇異性低下　28
奇異反応　30, 31, 32
偽性クッシング症候群　40, 41, 70
偽性低ナトリウム血症　15
偽性副甲状腺機能低下症（PHP）　66
基礎体温　25
機能確認検査　77

希発月経　93
起立性低血圧　81

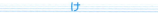

クッシング症候群　18, 44, 67, 73
　偽性──　40, 41, 70
　サブクリニカル──　71, 72
　食事依存性──　74
　副腎性──　69
クッシング病　37, 38, 39, 40, 45
　サブクリニカル──　44, 45
クッシング様徴候　37
グルコン酸カルシウム　101, 102
クレアチンキナーゼ　63
クロミフェン試験　94

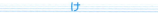

経口食塩負荷試験　82
血漿（plasma）　8
血漿浸透圧　15
血清（serum）　8
血中コルチゾール　88
血中テストステロン（T）　99
原発性アルドステロン症の診療アルゴリズム　77
原発性副甲状腺機能亢進症　17

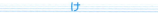

コートロシン®　84
高カルシウム血症　17
高血圧　14
　──クリーゼ　68
高血糖　68
抗原抗体反応　3
甲状腺機能亢進症　18, 24
　下垂体性──　46
甲状腺機能低下症　18, 24
甲状腺髄様癌　65
甲状腺ホルモン不応症　46, 64
高張食塩水負荷試験　19, 61
高度肥満　20
高プロラクチン血症　33
抗利尿ホルモン（ADH）　19
古典型21-水酸化酵素欠損症　90
ゴナドトロープ　93
ゴナドトロピン　95

　──抵抗性卵巣症候群　96
コルチゾール　44, 45, 72
コレステロール　63

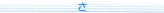

採血項目　100
採血条件　9
サブクリニカルクッシング症候群　71, 72
サブクリニカルクッシング病　44, 45
三者負荷試験　57

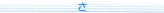

刺激試験　2
視床下部障害　58
視床下部性無月経　95
視床下部性排卵障害　94
実施条件　9
症候性肥満　20
消退出血　25
食事依存性クッシング症候群　74
食事負荷試験　74
食欲不振　21
心因性多飲症　19, 59
腎外性喪失　16
腎血管性高血圧　79, 91
腎性喪失　16
腎性尿崩症　19, 59
浸透圧利尿　19

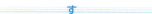

水利尿　19
頭痛　33
スワブ法　42

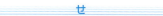

性腺機能不全　24
精巣機能低下症　99
成長ホルモン分泌不全症（GHD）　50
説明と同意　7
選択的下錐体静脈洞（IPS）・海綿静脈洞（CS）サンプリング　37
選択的動脈内カルシウム注入試験　23

103

選択的副腎静脈サンプリング　84
先端巨大症　27，28，29，30，31，32
　——診断　26

そ

続発性アルドステロン症　80
続発性副腎皮質機能低下症　52

た

第一度無月経　94，97
体重減少　22
第二度無月経　94，98
多飲　59
唾液コルチゾール　42
多尿　19
多囊胞性卵巣症候群（PCOS）　25，93，95
男性化徴候　67

ち

蓄尿　5，8
中枢性塩類喪失症候群　15
中枢性尿崩症　19，59

て　と

低カリウム血症　16，80，81
低カルシウム血症　66
低血糖　100
低ゴナドトロピン性性腺機能低下症　58
低張性脱水　15
デキサメタゾン抑制試験　6，37，38，45，67，68，73
糖尿病　27

な

内分泌機能検査　2
内分泌性高血圧　14

に　の

日内変動　5，41，70
乳汁分泌　33
尿浸透圧　60，61
尿中アルドステロン　82
尿中遊離コルチゾール（UFC）　37

尿濃縮力障害患者　60
尿崩症　60
　腎性——　19，59
　中枢性——　19，59
尿量　59
ノルアドレナリン　87

は　ひ

バゾプレシン　60，61，76
非古典型21-水酸化酵素欠損症　90
肥満　20，93
　高度——　20
　症候性——　20
病型診断　89
標準化　3

ふ

フィードバック　2
フェリチン　63
副甲状腺機能低下症　24
　偽性——　66
副腎性クッシング症候群　69
副腎皮質機能低下症　88，89
　続発性——　52
副腎不全　24
浮腫　18
不整脈　80
ブドウ糖負荷　27
フルドロコルチゾン食塩負荷試験　83
プロゲステロン　97，98
フロセミド立位試験　81
プロチレリン　47
ブロモクリプチン　28，35
プロラクチノーマ　33，34，35

み　む

水制限試験　19
水負荷試験　15
ミネラルコルチコイド反応性低ナトリウム血症　15
無月経　25
　下垂体性——　95
　視床下部性——　95
　第一度——　94，97
　第二度——　94，98

よ

抑制試験　2
予想外の結果　9

ら　り　れ

卵巣過剰刺激症候群　96
卵巣性無月経　96
流涎法　42
リン酸排泄増加量　66
レニン・アルドステロンプロフィール　14

■ 欧文

A

ACTH　44
　——依存性 CS　37
　——非依存性 CS　37
　——負荷　84
ARR　77
ASVS　101

B

Bartter 症候群　92
BMAH（bilateral macronodular adrenocortical hyperplasia）　73，75，76
BMI（body mass index）　25

C

Ca 分画排泄率（FECa）　17
CD（Cushing disease）　37
contralateral ratio　86
CRH　32
　——試験　37，39，48，49，69，73
CYP3A4 誘導薬　72

D E F

DDAVP　61
　——試験　40
EAS（ectopic ACTH syndrome）　37
Ellsworth-Howard 試験　66
Fajans　23

G

GH・PRL 同時産生腫瘍　28
GHD（growth hormone deficiency）
　50，51，52
GHRH 試験　54
GHRP-2 試験　48，50
GH の奇異性低下　28
GH 分泌刺激試験　50，51，54
GIP　74
Gitelman 症候群　92

H K

hCG 負荷試験　99
hMG　96
Kaufmann 療法　96

L M

lateralized ratio　86
LH/hCG 受容体　75
LHRH　31

——試験　48，55
LH-RH 注　93
multidetector CT　86

P

PCOS（polycystic ovary syndrome）　25
PMAH（primary macronodular
　adrenocortical hyperplasia）　73，
　75，76
PRL 産生腫瘍　33
PTH　17，66
PTHrP　17

S

SACI test　101
selectivity index　86
SHBG　63
SITSH　46，47

T

Taminato 指数　23

TRH　30，64
——試験　34，48，56，63
TRβ 遺伝子　62
TSH 産生下垂体腫瘍　46
TSH 産生腫瘍　62，64
TSH 不適切分泌症候群（SITSH）　62

U V

UFC　89
V1a 受容体　76

■ 数字

1,25（OH）$_2$D　17
17-OHP　90
1 mg デキサメタゾン抑制負荷　71
21- 水酸化酵素欠損症　90
　古典型——　90
　非古典型——　90

・ JCOPY 〈出版者著作権管理機構 委託出版物〉
本書の無断複写は著作権法上での例外を除き禁じられています．
複写される場合は，そのつど事前に，出版者著作権管理機構
（電話 03-5244-5088，FAX03-5244-5089，e-mail：info@jcopy.or.jp）
の許諾を得てください．
・ 本書を無断で複製（複写・スキャン・デジタルデータ化を含みます）する行為は，著作権法上での限られた例外（「私的使用のための複製」など）を除き禁じられています．大学・病院・企業などにおいて内部的に業務上使用する目的で上記行為を行うことも，私的使用には該当せず違法です．また，私的使用のためであっても，代行業者等の第三者に依頼して上記行為を行うことは違法です．

内分泌機能検査実施マニュアル　改訂第3版　ISBN978-4-7878-2411-0

2019 年 5 月 25 日　　改訂第 3 版第 1 刷発行
2020 年 7 月 2 日　　改訂第 3 版第 2 刷発行
2021 年 9 月 15 日　　改訂第 3 版第 3 刷発行
2023 年 6 月 5 日　　改訂第 3 版第 4 刷発行

2009 年 12 月 20 日　　初版第 1 刷発行
2011 年 1 月 11 日　　改訂第 2 版第 1 刷発行
2017 年 3 月 1 日　　改訂第 2 版第 5 刷発行

編 集 者	成瀬光栄，平田結喜緒，肥塚直美
発 行 者	藤実彰一
発 行 所	株式会社　診断と治療社
	〒 100-0014　東京都千代田区永田町 2-14-2　山王グランドビル 4 階
	TEL：03-3580-2750（編集）　03-3580-2770（営業）
	FAX：03-3580-2776
	E-mail：hen@shindan.co.jp（編集）
	eigyobu@shindan.co.jp（営業）
	URL：http://www.shindan.co.jp/
表紙デザイン	株式会社　ジェイアイ
印刷・製本	広研印刷　株式会社

©Mitsuhide NARUSE, Yukio HIRATA, Naomi HIZUKA, 2019.　　　　　　　　　　［検印省略］
Printed in Japan.
乱丁・落丁の場合はお取り替えいたします．

付録「内分泌機能検査の判定基準一覧」（切り取ってご使用ください）

表1

対象疾患		機能検査	病態の判定基準
視床下部・下垂体		水制限試験	尿浸透圧 ≤ 300 mOsm/kg
	中枢性尿崩症	高張食塩水負荷試験*2	血清 Na と血漿 AVP がそれぞれ、①144 mEq/L：1.5 pg/mL以下、②146 mEq/L：2.5 pg/mL以下、③148 mEq/L：4 pg/mL以下、④150 mEq/L：6 pg/mL以下
			高張食塩水負荷試験 正常反応（p.61 より引用）
		DDAVP試験	尿浸透圧が 300 mOsm/kg
副甲状腺	偽性副甲状腺機能低下症I型	Ellsworth-Howard 試験*3	尿中 cyclic AMP 排泄量：< 1 nmol/h、および尿中 cyclic AMP 排泄前後比：< 10倍　尿中リン酸排泄増加量（2時間）：< 35 mg
	クッシング症候群	デキサメタゾン抑制試験（over-night法）	1 mg 抑制後コルチゾール：≥ 5 μg/dL　8 mg 抑制後コルチゾール：≥ 5 μg/dL
		CRH試験	ACTH：無反応または低反応
副腎	原発性アルドステロン症	カプトプリル試験*4	負荷後60分値（または90分値アルドステロン(pg/mL)）レニン活性比：> 200
		生理食塩水負荷試験*4	負荷後4時間後アルドステロン：> 60 pg/mL
		フロセミド立位試験*4	負荷後2時間値血漿レニン活性：< 2 ng/mL/h
	褐色細胞腫	クロニジン試験	投与後180分のアドレナリン+ノルアドレナリン：前値の≥ 50% または≥ 500 pg/mL
	原発性副腎皮質機能低下症	迅速ACTH試験	コルチゾール：頂値< 18 μg/dL
	21-水酸化酵素欠損症	迅速ACTH試験	17-OH-プロゲステロン：頂値> 20 ng/mL（ただし10以上20未満の場合でも完全には否定はできない）
	腎血管性高血圧	カプトプリル試験	負荷後60分値レニン活性：≥ 12 ng/mL/h、かつ基礎値より≥ 10 ng/mL/h の増加、かつ基礎値より≥ 150% 以上増加（基礎値が< 3 ng/mL/h の場合は400% 以上の増加）
性腺	多嚢胞性卵巣症候群	LHRH(GnRH)試験	LH：基礎値は FSH に比して高値、過大反応
消化管	インスリノーマ	72時間絶食試験	血糖 45 mg/dL以下時：インスリン 6 ng/mL以上、血中Cペプチド 0.6 ng/mL以上

*2：厚生労働科学研究費補助金難治性疾患克服研究事業間脳下垂体機能障害に関する調査研究班報告書.32-33 より引用
*3：I型、II型で判定が異なるので注意
*4：西川哲男、他.日本内分泌学会臨床重要課題原発性アルドステロン症の診断治療ガイドライン-2009-.日本内分泌学会雑誌 2010；86(Suppl)：1-19.

表2

対象疾患	機能検査	病態の判定基準
先端巨大症	75gOGTT	GH：底値≥ 0.4 ng/mL
	TRH試験	GH：奇異性上昇（前値の1.5倍以上）
	LHRH試験	GH：奇異性上昇（前値の1.5倍以上）
	ブロモクリプチン試験	GH：前値の1/2 以下に減少（奇異性低下）
	オクトレオチド試験	GH：前値の1/2 以下に減少した場合に有効と判定
プロラクチノーマ	TRH試験	PRL：頂値は前値の2倍以下
	ブロモクリプチン試験	PRL：前値の1/2 以下に減少した場合に有効と判定
クッシング病	デキサメタゾン抑制試験（over-night法）	0.5 mg：コルチゾール≥ 5 μg/dL　8 mg：コルチゾールは前値の1/2 以下
	CRH試験	ACTH：頂値は前値の1.5倍以上
	DDAVP試験	ACTH：頂値は前値の1.5倍以上
	メチラポン試験	ACTH：増加
視床下部・下垂体機能低下症	CRH試験	ACTH：頂値は前値の2倍以上または≤ 30 pg/mL（ただし視床下部障害の場合は頂値が過大反応となることがある）コルチゾール：頂値は前値の1.5倍以下または≤ 18 μg/dL
	GHRP-2試験	GH：頂値≤ 9 ng/mL*1
	アルギニン試験	GH：頂値≤ 3 ng/mL*1
	インスリン低血糖試験	ACTH：頂値は前値の2倍未満　コルチゾール：頂値は≤ 18 μg/dL　GH：頂値は≤ 3 ng/mL*1
	LHRH(GnRH)試験	LH、FSH：頂値は前値の5倍以下LH・FSH：ただし視床下部性では頂値は遅延するが正常反応の場合がある
	TRH試験	TSH：頂値は6 μU/mL（ただし視床下部性では頂値は遅延、または過大反応の場合がある）PRL：頂値は前値の2倍以下

*1：リコンビナントGHを標準品としたGH測定キットを用いた場合の値。

無断転載・複写、使用を禁ず.

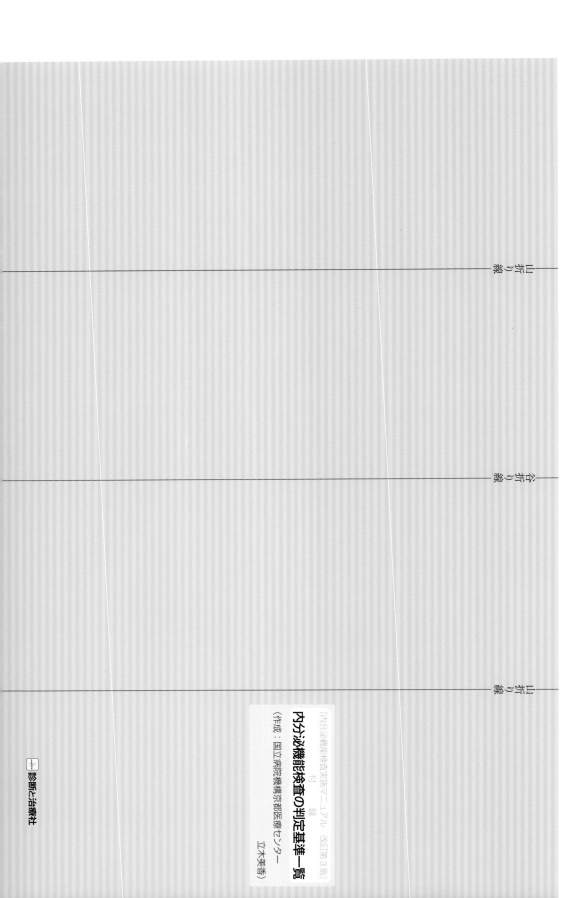